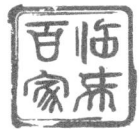

中国医学临床百家

孙大卫 / 著

糖尿病视网膜病变分级诊疗

孙大卫2025观点

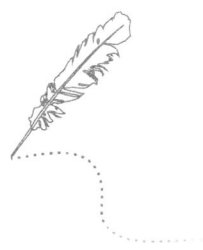

科学技术文献出版社
SCIENTIFIC AND TECHNICAL DOCUMENTATION PRESS

·北京·

图书在版编目（CIP）数据

糖尿病视网膜病变分级诊疗孙大卫 2025 观点 / 孙大卫著. -- 北京：科学技术文献出版社，2025.8.
ISBN 978-7-5235-2681-1

Ⅰ．R587.2；R774.1

中国国家版本馆 CIP 数据核字第 2025PQ0269 号

糖尿病视网膜病变分级诊疗孙大卫 2025 观点

策划编辑：蔡　霞　　责任编辑：蔡　霞　　责任校对：彭　玉　　责任出版：张志平

出 版 者	科学技术文献出版社
地　　址	北京市复兴路 15 号　邮编　100038
编 务 部	（010）58882938，58882087（传真）
发 行 部	（010）58882868，58882870（传真）
邮 购 部	（010）58882873
官方网址	www.stdp.com.cn
发 行 者	科学技术文献出版社发行　全国各地新华书店经销
印 刷 者	北京虎彩文化传播有限公司
版　　次	2025 年 8 月第 1 版　2025 年 8 月第 1 次印刷
开　　本	710×1000　1/16
字　　数	86 千
印　　张	9.75
书　　号	ISBN 978-7-5235-2681-1
定　　价	98.00 元

版权所有　违法必究

购买本社图书，凡字迹不清、缺页、倒页、脱页者，本社发行部负责调换

序
Preface

韩启德

欧洲文艺复兴后，以维萨利发表《人体构造》为标志，现代医学不断发展，特别是从19世纪末开始，随着科学技术成果大量应用于医学，现代医学发展日新月异，发生了根本性的变化。

在过去的一个世纪里，我国现代化进程加快，现代医学也急起直追。但由于启程晚，经济社会发展落后，在相当长的时期里，我国的现代医学远远落后于发达国家。记得20世纪50年代，我虽然生活在上海这个最发达的城市里，但是母亲做子宫切除术还要到全市最高级的医院才能完成；我患猩红热继发严重风湿性心包炎，只在最严重昏迷时用过一点青霉素。20世纪60—70年代，我从上海第一医学院毕业后到陕西农村基层工作，在很多时候还只能靠"一根针，一把草"治病。但是改革开放仅仅30多年，我国现代医学的发展水平已经接近发达国家。可以说，世界上所有先进的诊疗方法，中国的医生都能做，有的还做得更好。更为可喜的是，近年来我国医学界开始取得越来越多的原创性成果，在某些点上已经处于世界领先地位。中国医生已经不再盲从发达国家的疾病诊疗指南，而能根据我们自己的经验和发现，根据我国自己的实际情况制定临床标准和规范。我们越来越有自己的东西了。

要把我们"自己的东西"扩展开来，要获得越来越多"自己的东西"，就必须加强学术交流。我们一直非常重视与国外的学术交流，第一时间掌握国外学术动向，越来越多地参与国际学术会议，有了"自己的东西"也总是要在国外著名刊物上发表。但与此同时，我们更需要重视国内的学术交流，第一时间把自己的创新成果和可贵的经验传播给国内同行，不仅为加强学术互动，促进学术发展，更为学术成果的推广和应用，推动我国医学事业发展。

我国医学发展很不平衡，经济发达地区与落后地区之间差别巨大，先进医疗技术往往只有在大城市、大医院才能开展。在这种情况下，更需要采取有效方式，把现代医学的最新进展以及我国自己的研究成果和先进经验广泛传播开去。

基于以上考虑，科学技术文献出版社精心策划出版了"中国医学临床百家"丛书。每本书涵盖一种或一类疾病，由该疾病领域领军专家撰写，重点介绍学术发展历史和最新研究进展，并提供具体临床实践指导。临床疾病上千种，丛书拟以每年百种以上规模持续出版，高时效性地整体展示我国临床研究和实践的最高水平，不能不说是一个重大和艰难的任务。

我浏览了丛书中已经完稿的几本书，感觉都写得很好，既全面阐述了有关疾病的基本知识及其来龙去脉，又介绍了疾病的最新进展，包括笔者本人及其团队的创新性观点和临床经验，学风严谨，内容深入浅出。相信每一本都保持这样质量的书定会受到医学界的欢迎，成为我国又一项成功的优秀出版工程。

"中国医学临床百家"丛书出版工程的启动，是我国现代医学百年进步的标志,也必将对我国临床医学发展起到积极的推动作用。衷心希望"中国医学临床百家"丛书的出版取得圆满成功!

是为序。

2016年作于北京

作者简介
Author introduction

孙大卫，二级教授，主任医师，博士研究生导师，博士后合作导师。哈尔滨医科大学眼视光学院副院长，哈尔滨医科大学附属第二医院眼科主任兼教研室主任，眼科学科带头人。兼任中华医学会眼科学分会眼底病学组委员、青年委员会委员，中国医师协会眼科医师分会眼病理学组委员、青年委员会委员，中国微循环学会眼微循环专业委员会常务委员、青年委员会副主任委员，海峡两岸医药卫生交流协会眼科学专业委员会玻璃体视网膜学组委员、黄斑病学组委员、视网膜血管病学组委员，"中国眼视光未来领袖计划"成员，黑龙江省医学会眼科学分会副主任委员、眼底病学组组长，黑龙江省眼底病联盟主席，黑龙江省研究型医院学会眼科学与视觉科学专业委员会主任委员，中国民主促进会黑龙江省委员会医卫委员会主任。

致力于眼底病、眼肿瘤的基础与临床研究。主持国家自然科学基金项目3项、教育部及省级重点课题10余项。发表SCI收录论文45篇。

作为第一完成人，荣获黑龙江省科学技术奖（科技进步奖）二等奖2项、黑龙江省医药卫生科技进步奖一等奖2项、黑龙江省医疗卫生新技术应用奖一等奖3项。获首届"龙江名医"、黑龙江省高层次人才、黑龙江省归国留学人员"报国奖"等荣誉。

前言

Foreword

糖尿病视网膜病变占糖尿病患者总数的 30%~40%，全球患病人数已达 1 亿左右。作为致盲性视网膜血管疾病中最主要的类型，它是导致成年人失明的重要原因之一。随着糖尿病患者数量的持续增长，糖尿病视网膜病变的发病率不断攀升，其危害性也日益凸显。该疾病可通过视网膜微动脉瘤、视网膜出血、黄斑水肿、视网膜新生血管等多种病变形式损害视力，因此，早期诊断、有效治疗与持续监测对于疾病管理至关重要。

近年来，随着医学影像技术与人工智能技术的飞速发展，糖尿病视网膜病变的诊断与治疗领域取得了显著突破。光学相干断层扫描不仅能清晰地呈现糖尿病性黄斑水肿的形态特征，还为疾病的随访观察与治疗效果评估提供了便利。光学相干断层扫描血管成像则借助无创成像技术，可帮助医生更早发现微血管异常、无灌注区及新生血管等病变，为诊疗决策提供关键依据。此外，人工智能技术在眼底病影像诊断中的应用（尤其是在自动化筛查、病变分析及病情预测方面）大幅提升了诊断的效率与准确性，为疾病早期筛查、患者及时转诊及医生临床决策提供了有力支撑。

在治疗方面，创新手段也为糖尿病视网膜病变的控制带来了新希望。抗血管内皮生长因子疗法在抑制病变血管生成、延缓病情进展中成效显著，其结合激光治疗、玻璃体视网膜手术及眼内药物注射等方式，已形成针对不同分期病变的精准治疗策略。

本书旨在全面总结近年来糖尿病视网膜病变的基础研究成果、影像学进展及最新治疗方法，希望能帮助读者快速掌握该领域的国内外前沿研究与临床实践经验，为疾病的防治工作提供有益参考。编写过程中，特别感谢哈尔滨医科大学附属第二医院眼科团队的樊攀、高琳、高雅、候庆雪、蒋博、李元媛、申令、王悦、谢芳、于昊天、张景杰、张中宇、周南等同人的共同努力，同时也感谢众多研究者的鼎力支持！

医学发展日新月异，尽管我们已竭力确保本书内容的准确性与时效性，但仍可能存在部分随时间推移而发生变化的理论或概念。恳请广大读者给予理解与指正，期待与各位同人共同推动糖尿病视网膜病变诊疗技术的进步与发展。

目录
Contents

糖尿病视网膜病变的概述、流行病学特点及危险因素 / 001

1. 糖尿病的定义、分型、流行病学及管理 / 001

2. 糖尿病视网膜病变的流行病学特点及公共卫生挑战 / 003

3. 糖尿病视网膜病变的关键危险因素及其作用机制 / 005

4. 糖尿病视网膜病变的早期预防策略与筛查意义 / 007

糖尿病视网膜病变的发病机制 / 010

5. 高血糖通过诱导氧化应激参与糖尿病视网膜病变的病理过程 / 010

6. 多元醇通路异常激活在糖尿病视网膜病变中的作用机制 / 011

7. 蛋白激酶 C 信号通路在糖尿病视网膜病变中的病理作用 / 012

8. 血管内皮生长因子在糖尿病视网膜病变中的核心作用及靶向干预价值 / 013

9. 炎症反应在糖尿病视网膜病变中的病理机制及干预潜力 / 014

10. 内皮祖细胞功能异常在糖尿病视网膜病变中的作用及修复潜力 / 015

11. 一氧化氮与内皮素失衡在糖尿病视网膜病变中的血管调节作用 / 016

12. 神经营养因子缺乏在糖尿病视网膜病变神经损伤中的作用及干预前景 / 017

13. 晚期糖基化终末产物及其受体在糖尿病视网膜病变中的病理级联效应 / 018

14. 细胞凋亡在糖尿病视网膜病变中的病理作用及调控潜力 / 019

15. 遗传因素与环境因素的交互作用对糖尿病视网膜病变发生发展的影响 / 020

16. 糖尿病视网膜病变发病机制的总结与临床转化展望 / 022

非增生性糖尿病视网膜病变的临床特点及治疗方案 / 024

17. 糖尿病视网膜病变的临床特点与进展规律：基于临床实践的解析 / 024

18. 非增生性糖尿病视网膜病变的诊断策略：多模态影像技术的临床应用价值 / 027

19. 非增生性糖尿病视网膜病变的鉴别诊断要点：基于临床特征与病因的精准区分 / 029

20. 非增生性糖尿病视网膜病变的治疗策略：分层干预与多手段协同的临床实践 / 030

21. 非增生性糖尿病视网膜病变典型病例分析：个体化治疗策略的临床实践与疗效验证 / 035

增生性糖尿病视网膜病变的临床特点及针对性治疗 / 040

22. 增生性糖尿病视网膜病变的临床特点与诊疗要点概述 / 040

23. 增生性糖尿病视网膜病变治疗方案的优化与选择 / 043

24. 增生性糖尿病视网膜病变诊疗进展与临床决策要点 / 048

糖尿病性黄斑水肿的病理机制及治疗方案 / 052

25. 糖尿病性黄斑水肿临床现状与治疗挑战 / 052

26. 糖尿病视网膜病变与糖尿病性黄斑水肿的发病机制：神经血管单位损伤的核心作用 / 053

27. 糖尿病性黄斑水肿的抗血管内皮生长因子治疗：药物特性与临床应用策略 / 054

28. 糖尿病性黄斑水肿的局部皮质类固醇治疗：定位、药物选择与临床转换策略 / 058

29. 糖尿病性黄斑水肿激光光凝术治疗：技术迭代与临床应用策略 / 061

30. 糖尿病性黄斑水肿的玻璃体切割术：临床定位与技术创新 / 064

31. 糖尿病性黄斑水肿的全身用药策略：疗效评估与风险考量 / 066

32. 糖尿病性黄斑水肿的规范化治疗策略与推荐方案 / 068

33. 糖尿病性黄斑水肿的临床总结与展望：多维度认知与个体化
治疗的必要性 / 070

玻璃体内注射药物的作用及不良反应 / 075

34. 单抗类药物——雷珠单抗 / 075

35. 融合蛋白类——阿柏西普、康柏西普 / 078

36. 激素类——地塞米松玻璃体内植入剂 / 082

眼底激光治疗进展 / 088

37. 眼底激光治疗在糖尿病视网膜病变综合管理中的定位与
价值 / 088

38. 眼底激光治疗的技术分型与临床应用策略 / 088

39. 激光治疗眼底疾病的核心作用机制解析 / 090

40. 眼底激光治疗的参数调控与光凝效应分级及临床选择 / 090

41. 眼底激光治疗的适应证与禁忌证：临床决策的关键边界 / 093

42. 视网膜光凝术在糖尿病视网膜病变中的规范应用及安全
管理 / 095

光学相干断层扫描血管成像、荧光素眼底血管造影等诊断技术在糖尿病视网膜病变中的应用 / 101

43. 光学相干断层扫描血管成像在糖尿病视网膜病变诊疗中的核心
应用价值 / 101

44. 光学相干断层扫描血管成像对糖尿病视网膜病变患者视网膜血管的定性分析价值 / 102

45. 光学相干断层扫描血管成像对糖尿病视网膜病变患者视网膜血管密度的定量分析及临床意义 / 105

46. 光学相干断层扫描血管成像在糖尿病视网膜病变患者视盘改变分析中的应用价值 / 107

47. 光学相干断层扫描血管成像对糖尿病性黄斑水肿的定量分析价值 / 108

48. 荧光素眼底血管造影在糖尿病视网膜病变诊疗中的核心价值与应用要点 / 110

人工智能推进糖尿病视网膜病变诊疗智能化发展 / 115

49. 深度学习的演进及其在医学影像分析中的潜力 / 115

50. 深度学习在糖尿病视网膜病变筛查中的技术路径与临床应用方法 / 116

51. 深度学习在糖尿病视网膜病变筛查中的发展趋势与应用前景 / 119

52. 个性化医疗与精准医学：糖尿病视网膜病变诊疗的精准化趋势 / 121

53. 便携式与可穿戴设备：重塑糖尿病视网膜病变的筛查与居家管理模式 / 122

糖尿病视网膜病变的展望 / 128

  54. 远程医疗在糖尿病视网膜病变防控中的实践价值与规范应用 / 128

  55. 糖尿病视网膜病变的基因治疗：靶向机制与临床转化前景 / 130

  56. 显微手术机器人在眼科临床中的应用进展与未来趋势 / 134

出版者后记 / 139

糖尿病视网膜病变的概述、流行病学特点及危险因素

1. 糖尿病的定义、分型、流行病学及管理

糖尿病是一种全球性疾病。世界卫生组织（World Health Organization，WHO）将其定义为"胰岛素分泌相对或绝对不足，以高血糖症及微血管、大血管并发症患病风险为特征的状态"。其发病涉及遗传、环境、自身免疫等多种因素，因胰岛素相对或绝对缺乏及不同程度的胰岛素抵抗，导致碳水化合物、脂肪、蛋白质长期代谢紊乱，进而损害多系统功能，引发心血管、神经、肾脏、眼、足、口腔等慢性损害、功能障碍甚至衰竭。

糖尿病的典型症状包括口渴、多饮、多尿、多食、不明原因体重减轻及视力模糊等。轻症或血糖缓慢升高时，症状可不明显，甚至无症状。诊断依据：存在糖尿病的典型症状且静脉血浆葡萄糖≥11.1 mmol/L（1 mmol/L = 18 mg/dL），或口服葡萄糖耐量试

验（oral glucose tolerance test，OGTT）2小时血糖≥11.1 mmol/L。

糖尿病按病因学分型分为4类：1型糖尿病（type 1 diabetes mellitus，T1DM），以胰岛B细胞显著减少或消失为特征，导致胰岛素分泌显著下降或缺失；2型糖尿病（type 2 diabetes mellitus，T2DM），主要因胰岛B细胞功能缺陷导致胰岛素分泌减少（或相对减少）、胰岛素抵抗，或两者并存，胰岛素调控葡萄糖代谢的能力降低；妊娠糖尿病（gestational diabetes mellitus，GDM），指妊娠期确诊的糖尿病，不含妊娠前已发病者；特殊类型糖尿病，指病因相对明确（涉及环境、遗传或两者交互作用）的高血糖状态。其中1型糖尿病、2型糖尿病及妊娠糖尿病为临床常见类型。

糖尿病是全球重大公共卫生问题，位列十大死因之一，其患病率持续上升。据国际糖尿病联盟（International Diabetes Federation，IDF）2019年统计，全球糖尿病患者达4.63亿，其中90%为2型糖尿病，预计到2045年将增至7亿，低收入和中等收入国家增幅更显著。我国受经济发展、生活方式西化、人口老龄化及肥胖率上升等的影响，糖尿病患病率快速增长：中华医学会糖尿病学分会调查显示，我国20岁以上成年人患病率为9.7%，患者共9240万人（农村4310万人、城市4930万人），为全球患病人数最多的国家。截至2019年，我国20～79岁患者超1.164亿，65岁以上患者超0.355亿，均居世界首位。当前糖尿病患病率随年龄增长而升高，未来25年我国人口老龄化将加剧，患者可能会激增，这为公共卫生与经济带来挑战；此外，我国20～79岁未确诊患者超

0.652亿，每10名未确诊患者中仅3~4人知晓病情，且已治疗患者血糖控制欠佳，这将会增加并发症的发生风险及医疗成本。

糖尿病综合管理措施包括教育、运动治疗及血糖监测，目标是控制症状，预防急、慢性并发症，提高生活质量；建立完善的教育体系，为患者提供生活方式干预与药物治疗的个体化指导。通过科学管理，糖尿病可有效控制，并发症可预防，多数患者能够拥有与非糖尿病患者同等的生活质量和预期寿命。

2. 糖尿病视网膜病变的流行病学特点及公共卫生挑战

糖尿病是一种影响全身各器官、组织血糖代谢的疾病，糖尿病视网膜病变（diabetic retinopathy，DR）是其严重并发症之一，主要表现为视网膜微动脉瘤（microaneurysm，MA）、视网膜出血、黄斑水肿及视网膜新生血管等，占糖尿病患者的30%~40%。目前，全球有1亿多人罹患DR，且DR已成为全球青年人群的首要致盲原因，也是西方国家老年患者双眼致盲的主要原因之一。

根据美国糖尿病学会2017年发布的最新DR指南，国际通用临床分期标准采用2002年美国眼科学会发布的《糖尿病视网膜病变的国际临床分级标准》，将DR主要分为非增生性糖尿病视网膜病变（non-proliferative diabetic retinopathy，NPDR，包括轻度、中度、重度）及增生性糖尿病视网膜病变（proliferative diabetic retinopathy，PDR）。

DR的患病率因种族、地区、经济水平等存在差异，但全球患病人群庞大，这带来显著的公共卫生挑战与经济负担：2020年全球有1.03亿成年人患DR，该数值预计到2030年增至1.30亿，到2045年达1.61亿。这一趋势与全球糖尿病患病率上升、人们生活方式改变、寿命延长及人口老龄化等因素相关。

我国疆域辽阔且地区发展不平衡，流行病学调查显示不同地区DR的患病率差异较大（11.9%~43.1%），北部地区（28.7%）高于南部地区（26.9%），农村高于城市。国内学者综合近几年人群研究数据：糖尿病人群中DR的患病率为23%（NPDR 19.1%、PDR 2.8%）；以总人口为基数时，DR的患病率为1.3%（NPDR 1.1%、PDR 0.1%）。

不同研究中DR的患病率差异较大，主要原因是研究方法、人群特点及分类分级标准不同，导致结果难以直接比较。2012年，由多国眼科专家参与、Wong T Y牵头的研究，汇总分析了欧洲、亚洲及美国、澳大利亚等35项人群基础研究（共22 896例患者，含44.4%的高加索人、30.9%的亚洲人、13.9%的西班牙人、8.9%的美国黑种人），得出了全球DR的患病率：在糖尿病人群中DR的总患病率为34.6%（增生性占7.0%、黄斑水肿性占6.8%），视力威胁性糖尿病视网膜病变（vision-threatening diabetic retinopathy，VTDR）的患病率达10.2%。

目前，多数患者对DR的认识不足，未进行全面眼底检查，部分重度患者已失明。若不加强疾病认识及早期干预，重度病例

DR 的发病率将持续上升，DR 可能成为全球首位致盲原因。

3. 糖尿病视网膜病变的关键危险因素及其作用机制

（1）糖尿病病程

DR 的发病与性别、年龄无关，糖尿病病程是其发生发展的最主要危险因素：病程越长，患病风险越高。调查显示，1 型糖尿病患者病程 5 年、10 年、15 年时，DR 的发病率分别为 25%、60%、80%；2 型糖尿病患者确诊时 DR 的发病率已达 15%，病程 5 年、10 年时分别升至 55%、70%。

（2）高血糖

血糖控制水平是预测 DR 的重要因素，严格控制血糖可有效延缓其发生与进展。威斯康星糖尿病视网膜病变流行病学研究（wisconsin epidemiologic study of diabetic retinopathy，WESDR）显示，无视网膜病变的糖尿病患者（包括老年发病组与青年发病组），其糖化血红蛋白（glycosylated hemoglobin，HbA1c）水平显著低于有病变者；HbA1c > 12% 的患者 4 年后患 DR 的风险是 HbA1c < 12% 者的 3.2 倍。糖尿病控制和并发症试验（diabetes control and complications trial，DCCT）及糖尿病干预与并发症流行病学（epidemiology of diabetes interventions and complications，EDIC）研究证实，与传统治疗相比，1 型糖尿病患者严格控制血

糖可使 DR 的发病率降低 76%，进展速度平均下降 54%；英国前瞻性糖尿病研究（UK prospective diabetes study，UKPDS）发现，强化治疗组较传统治疗组微血管病变的发生率降低 25%，需注意，糖尿病早期的良好血糖控制对于 DR 的长期预后非常重要。

（3）高血压

高血压是糖尿病患者最常见的合并症，可导致血管内皮细胞持续损伤，增强血小板的附着性，易引发组织缺氧及新生血管形成，且血压（收缩压与舒张压）升高与 DR 的进展明确相关。UKPDS 显示，血压严格控制组（平均 144/82 mmHg）较轻度控制组（平均 154/87 mmHg），DR 的进展速度及视力恶化风险显著降低；大样本研究证实，收缩压及脉压升高均与 DR 显著相关；Meta 分析显示，血压降低可使视网膜病变风险下降 13%，肾素-血管紧张素系统抑制剂可降低 DR 的发病风险并促进病变消退，严格控制血压可减轻 DR 的恶化程度。

（4）高脂血症

血脂异常是 DR 及黄斑水肿的重要危险因素，可能与 PDR 相关。WESDR 显示，使用胰岛素的青年或老年糖尿病患者，血清总胆固醇升高与视网膜硬性渗出相关，但口服降糖药的 2 型糖尿病患者无此关联；糖尿病视网膜病变早期治疗研究（early treatment diabetic retinopathy study，ETDRS）发现，甘油三酯、低密度脂蛋白、极低密度脂蛋白水平较高的患者（共 2709 例），视网膜硬性渗出及视力下降的风险增加。降脂治疗对合并血脂异常的糖尿病患者可能有益（包括减少心血管并发症及辅助改善DR），但尚无大型随机临床试验证实其可降低黄斑水肿或DR的进展风险。

（5）其他因素

其他可能影响DR的因素包括：并发肾病或肾功能下降（如尿微量白蛋白、血清肌酐升高）、吸烟、高体重指数（尤其高腰臀比）、空腹血糖升高、胰岛素使用、血脂异常等。性别差异尚无定论：部分研究显示2型糖尿病女性DR的患病率高于男性，但男性病变更严重，视力不佳或失明的发生率更高；我国一项含1022人的横断面研究发现男性是DR的危险因素，但多项研究未发现性别差异。女性妊娠期血容量增加、激素变化、胰岛素样生长因子-1升高，可能会加重毛细血管内皮损伤，加速DR的进展。褪黑素水平可能会影响2型糖尿病进展为DR的风险；慢性炎症及血管内皮功能异常与DR的发生、加重有关（DR患者玻璃体及血清中炎症因子、趋化因子、黏附分子水平升高）。

4. 糖尿病视网膜病变的早期预防策略与筛查意义

DR是严重危害糖尿病患者视力的疾病，若延误治疗时机，可造成视力不可逆的永久性损害。由于DR早期未影响中心视力，因此患者可能会错过最佳治疗时机。研究表明，早期筛查可使糖尿病患者致盲率降低94%，而晚期就诊患者治疗效果不佳，常导致视力严重损害。当发现患者患有 DR 时，应推荐其到眼科进行详细检查，包括裂隙灯检查、90 D/78 D 前置镜检查、间接检眼镜检查，必要时行光学相干断层扫描（optical coherence tomography，OCT）及荧光素眼底血管造影（fundus fluorescein angiography，FFA）。

目前 DR 的致盲率逐渐上升，因此预防其发展尤为重要。对患者人群进行糖尿病及其并发症的筛查，并控制或治疗相关危险因素，是降低 DR 致盲风险的最佳手段。通过多种途径宣传糖尿病健康知识，可提高人们对糖尿病的认识，督促患者定期复查眼底，以实现 DR 的及时发现、诊断与治疗，进而提高患者生存质量，这也是社区卫生机构的工作重点。

（张景杰　孙大卫）

参考文献

[1] ZHENG Y, WANG Y, ZHANG L, et al. Global aetiology and epidemiology of type 2 diabetes mellitus and its complications. Nat Rev Endocrinol, 2018, 14(2): 88-98.

[2] ZIMMET P Z. Diabetes and its drivers: the largest epidemic in human history?. Clin Diabetes Endocrinol, 2017, 3: 1.

[3] TEO Z L, THAM Y C, YU M, et al. Global prevalence of diabetic retinopathy and projection of burden through 2045: systematic review and meta-analysis. Ophthalmology, 2021, 128(11): 1580-1591.

[4] ZHANG G, CHEN H, CHEN W, et al. Prevalence and risk factors for diabetic retinopathy in China: a multi-hospital-based cross-sectional study. Br J Ophthalmol, 2017, 101(12): 1591-1595.

[5] YIN L, ZHANG D, REN Q, et al. Prevalence and risk factors of diabetic retinopathy in diabetic patients: a community based cross-sectional study. Medicine (Baltimore), 2020, 99(9): e19236.

[6] AMOAKU W M, GHANCHI F, BAILEY C, et al. Diabetic retinopathy and diabetic macular oedema pathways and management: UK Consensus Working Group. Eye (London, England), 2020, 34(S1): 1-51.

[7] LIU L, QUANG N D, BANU R, et al. Hypertension, blood pressure control and diabetic retinopathy in a large population-based study. PLoS One, 2020, 15(3): e0229665.

[8] 中华医学会糖尿病学分会. 中国2型糖尿病防治指南(2017年版). 中国实用内科杂志, 2018, 38(4): 292-344.

[9] CUI Y, ZHANG M, ZHANG L, et al. Prevalence and risk factors for diabetic retinopathy in a cross-sectional population-based study from rural southern China: Dongguan eye study. BMJ Open, 2019, 9(9): e023586.

[10] JIN G, XIAO W, DING X, et al. Prevalence of and risk factors for diabetic retinopathy in a rural Chinese population: the Yangxi eye study. Invest Ophthalmol Vis Sci, 2018, 59(12): 5067-5073.

[11] SOLOMON S D, CHEW E, DUH E J, et al. Diabetic retinopathy: a position statement by the American Diabetes Association. Diabetes care, 2017, 40(3): 412-418.

糖尿病视网膜病变的发病机制

5. 高血糖通过诱导氧化应激参与糖尿病视网膜病变的病理过程

(1) 高血糖的病理影响

高血糖是 DR 的主要发病基础。长期高血糖可导致晚期糖基化终末产物（advanced glycation end product，AGE）积累。AGE 与晚期糖基化终末产物受体（receptor for advanced glycation end product，RAGE）结合后，可激活下游多条信号通路，引发炎症反应和氧化应激。AGE 在视网膜组织中的积累不仅会破坏血管结构，还可能干扰视网膜细胞功能，从而加重视网膜病变。

AGE 的形成是一个复杂的非酶促反应过程，涉及葡萄糖与蛋白质、脂质等生物大分子结合，先形成不稳定的早期糖基化产物，最终转化为 AGE。该过程可导致视网膜血管内皮细胞损伤及功能障碍，促进视网膜微血管破坏。

（2）氧化应激的作用机制

氧化应激是指细胞内活性氧（reactive oxygen species，ROS）与抗氧化系统失衡，过量 ROS 可破坏细胞膜脂质、蛋白质及 DNA，最终导致细胞功能障碍甚至死亡。在高血糖环境中，葡萄糖自氧化、蛋白质糖基化及多元醇通路激活均可产生大量 ROS。这些 ROS 不仅可直接损伤视网膜血管和神经细胞，还可通过激活炎症通路、促进细胞凋亡等方式加重 DR。

多项研究表明，高血糖可通过上调一氧化氮合酶（nitric oxide synthase，NOS）的表达促进氧化应激，同时还会抑制超氧化物歧化酶（superoxide dismutase，SOD）等抗氧化酶的活性，进一步增加 ROS 的生成。上述变化最终可导致视网膜微血管损伤与破坏。近年来，研究还发现 ROS 不仅可造成细胞层面损伤，还可通过细胞间信号传导影响周围细胞的功能和存活。例如，ROS 可激活转录核因子-κB（nuclear factor-κB，NF-κB），进一步促进炎症因子的释放，从而加重视网膜的炎症反应和细胞损伤。

6. 多元醇通路异常激活在糖尿病视网膜病变中的作用机制

（1）多元醇通路的异常激活机制

在高血糖条件下，多元醇通路被异常激活：醛糖还原酶将葡萄糖还原为山梨醇，后者进一步转化为果糖。由于山梨醇透膜能力较差，易在细胞内蓄积，导致细胞内渗透压升高，引发细胞肿胀及功能受损。此外，多元醇通路的激活还会消耗还原型烟酰胺腺嘌呤二核苷酸磷酸（reduced nicotinamide adenine dinucleotide phosphate，NADPH），减少谷胱甘肽（glutathione，GSH）的生成，降低细胞抗氧化能力，进而加剧氧化应激。

(2) 多元醇通路介导的细胞损伤及临床意义

山梨醇蓄积不仅升高细胞内渗透压，还会引起细胞内钙离子浓度异常，导致细胞膜破裂及细胞死亡。研究显示，糖尿病患者视网膜组织中多元醇通路酶活性显著增强，山梨醇和果糖含量显著升高，且与视网膜血管病变严重程度呈正相关。进一步研究发现，醛糖还原酶抑制剂（如依帕司他，epalrestat）可有效减少视网膜中山梨醇的蓄积，延缓视网膜病变进展。这些发现为 DR 的治疗提供了新靶点和策略，尤其在疾病早期干预及药物研发领域具有重要价值。

7. 蛋白激酶 C 信号通路在糖尿病视网膜病变中的病理作用

(1) 蛋白激酶 C 信号通路的异常激活机制

高血糖状态下，细胞内二酰甘油（diacylglycerol，DAG）水平升高，可激活蛋白激酶 C（protein kinase C，PKC）。PKC 家族中不同工型在 DR 的发展中扮演不同角色：激活的 PKC 可影响视网膜血流动力学，增加血管通透性，进而导致视网膜水肿和出血。

(2) 蛋白激酶 C 介导的血管病变及神经损伤机制

PKC 的激活可通过干扰血管内皮细胞和周细胞功能改变血管结构与功能，促进新生血管形成。其中，同工型 PKC-β 和 PKC-δ 的激活可上调血管内皮生长因子（vascular endothelial growth factor, VEGF）的表达，加速视网膜新生血管形成及病变进展。

研究证实，糖尿病患者体内 PKC 的活性显著增强，尤其在视网膜血管中，其活性与视网膜新生血管及 MA 的形成密切相关。PKC 抑制剂（如鲁伯斯塔，ruboxistaurin）在临床试验中已显示出减少视网膜水肿、改善视力的效果。此外，研究发现 PKC 的激活不仅累及血管系统，还对视网膜神经元的存活和功能产生重要影响，可能通过调节神经元的兴奋性及突触功能参与 DR 的神经退行性改变过程。这些发现为 DR 的综合治疗（尤其是血管与神经损伤的协同控制）提供了新方向。

8. 血管内皮生长因子在糖尿病视网膜病变中的核心作用及靶向干预价值

(1) 血管内皮生长因子的表达调控机制

视网膜缺血缺氧是 DR 病程中的关键病理过程。缺氧条件下，缺氧诱导因子-1α（hypoxia-inducible factor-1α，HIF-1α）表达上调，可显著促进 VEGF 的转录与表达。VEGF 作为强效促血管生成因子，通过与血管内皮细胞表面受体结合，可启动下游信号通路，促进内皮细胞增殖、迁移及新生血管形成。

（2）血管内皮生长因子介导的病理损伤及临床干预意义

新生血管因结构不成熟易破裂，可引发视网膜出血和纤维组织增生，是 PDR 的核心特征。VEGF 不仅可驱动新生血管形成，还可增加血管通透性，导致视网膜水肿和出血，加重视功能损害。

临床研究证实，抗 VEGF 药物［如雷珠单抗（ranibizumab）、贝伐珠单抗（bevacizumab）］可显著抑制新生血管形成，减少视网膜出血和水肿，有效改善患者视力。这类药物通过阻断 VEGF 的生物学活性，降低血管通透性并抑制新生血管形成，从而延缓 DR 的进展。此外，抗 VEGF 治疗在控制视网膜水肿和出血方面效果显著，对保护 DR 患者的视功能具有重要临床价值。进一步研究表明，VEGF 还可通过调控血管周细胞的存活与功能，影响视网膜血管的完整性和稳定性，因此，抗 VEGF 治疗已成为 DR 治疗的核心策略之一。

9. 炎症反应在糖尿病视网膜病变中的病理机制及干预潜力

（1）炎症因子的介导作用

炎症反应是 DR 发生发展的关键驱动因素。高血糖及氧化应激可诱导肿瘤坏死因子-α（tumor necrosis factor-α，TNF-α）、白细胞介素［(interleukin，IL)，如 IL-1、IL-6］等炎症因子的释放，这些因子通过多种途径破坏血－视网膜屏障（blood-retinal barrier，BRB），引发视网膜水肿和血管损伤。

（2）炎症反应与视网膜损伤的级联效应

炎症因子可激活 NF-κB 等转录因子，上调炎症介质的表达，形成炎症级联反应，进一步加重视网膜炎症及细胞损伤。炎症细胞浸润与炎症因子释放不仅直接损伤视网膜内皮细胞和周细胞，还可能通过改变视网膜微环境影响神经细胞的功能与存活。

研究证实，炎症反应在 DR 各阶段均发挥重要作用。使用抗炎药物［如非甾体抗炎药（nonsteroidal anti-inflammatory drug，NSAID）、抗 TNF-α 单克隆抗体］可有效减轻视网膜炎症反应，减少视网膜损伤和水肿。此外，抗炎治疗通过降低炎症因子水平，可延缓视网膜病变进展并改善患者视力。这些发现为 DR 的治疗提供了新方向，尤其在减轻炎症损伤与保护视网膜功能方面具有重要价值。

10. 内皮祖细胞功能异常在糖尿病视网膜病变中的作用及修复潜力

（1）内皮祖细胞的生理功能

内皮祖细胞（endothelial progenitor cell，EPC）是血管修复与

新生血管形成的关键调控细胞，其通过分泌血管生成因子及直接参与血管内皮修复，促进受损血管的再生与修复。EPC具有自我更新和多向分化能力，可分化为内皮细胞、平滑肌细胞等，从而参与血管的再生与修复过程。

（2）糖尿病状态下内皮祖细胞的功能异常及病理影响

糖尿病患者中，EPC的数量与功能显著下降，导致血管修复能力减退，视网膜微血管病变进一步加重。高血糖及氧化应激不仅直接损伤EPC，还通过干扰其动员与归巢能力，削弱其在血管修复中的作用。此外，EPC功能异常可能通过改变视网膜微环境，影响视网膜细胞的存活与功能。

研究表明，通过提高EPC的数量与功能（如EPC移植或使用促进EPC动员的药物）可显著改善视网膜血管修复作用，延缓DR的进展。例如，特定药物及干预措施可促进EPC的动员与活化，增强其血管修复的作用。另有研究发现，外源性注射EPC可显著改善糖尿病模型中的视网膜血管病变，为DR的治疗提供了新的细胞干预策略。

11. 一氧化氮与内皮素失衡在糖尿病视网膜病变中的血管调节作用

（1）一氧化氮的血管保护作用及功能异常

一氧化氮（nitric oxide，NO）由内皮型一氧化氮合酶

(endothelial nitric oxide synthase, eNOS) 生成，具有血管扩张、抗炎及抗血栓等多重血管保护作用。在糖尿病状态下，NO 生成减少或功能受损，可导致血管收缩、血流灌注不足及血管通透性增加，促进 DR 的发生。NO 不足还会直接损伤内皮细胞，进一步加重血管功能障碍与结构损伤。

（2）内皮素的血管收缩效应及病理作用

内皮素（endothelin, ET）是内皮细胞分泌的强效血管收缩因子。糖尿病状态下，ET 的表达与分泌增加，可引发血管收缩、血流减少及组织缺血缺氧，加重视网膜损伤。ET 水平升高可持续收缩血管、降低血流灌注量，进一步加剧视网膜缺氧与损伤，产生恶性循环。

研究证实，糖尿病患者中 NO 与 ET 的动态平衡失调，即 NO 减少与 ET 增加的协同作用，是导致视网膜血流障碍和血管损伤的关键机制。通过提高 NO 的生成（如使用 NO 供体药物）或抑制 ET 的作用（如使用 ET 受体拮抗剂），可有效改善视网膜血流动力学，延缓 DR 的进展，减轻视网膜缺氧及损伤，为 DR 的血管靶向治疗提供了理论依据。

12. 神经营养因子缺乏在糖尿病视网膜病变神经损伤中的作用及干预前景

（1）神经营养因子的神经保护作用及异常表达

神经营养因子是维持神经细胞存活、分化及功能的关键调控因子。在糖尿病状态下，视网膜中脑源性神经营养因子（brain-derived neurotrophic factor，BDNF）、神经生长因子（nerve growth factor，NGF）等神经营养因子的表达及活性显著降低，导致神经细胞损伤与死亡。正常生理状态下，BDNF 和 NGF 通过与特异性受体结合，可促进神经细胞存活并维持其功能，从而减轻神经退行性改变。

（2）糖尿病状态下视网膜神经细胞的损伤机制

视网膜神经节细胞（retinal ganglion cell，RGC）和光感受器细胞在糖尿病状态下易发生损伤，不仅可直接影响视网膜功能，还可通过释放炎症介质及氧化应激产物形成"神经损伤－炎症/氧化应激"的恶性循环，进一步加重视网膜损伤。

研究表明，外源性补充神经营养因子或促进内源性神经营养因子生成（如使用 NGF、BDNF 衍生物），可显著减少神经细胞损伤，保护视网膜功能，延缓 DR 的进展。例如，补充 BDNF 可通过促进神经细胞存活与功能维持，改善糖尿病模型中的视网膜神经损伤，为 DR 的神经保护治疗提供新策略。

13. 晚期糖基化终末产物及其受体在糖尿病视网膜病变中的病理级联效应

（1）晚期糖基化终末产物的形成机制与累积效应

高血糖条件下，蛋白质、脂质等生物大分子通过非酶促糖基化反应生成 AGE。AGE 在组织中持续累积，可与其受体 RAGE 结合，激活下游多条信号通路，引发炎症反应和氧化应激。这种累积不仅直接损伤视网膜微血管，还可能通过改变细胞结构与功能加重视网膜病变的进展。

（2）AGE-RAGE 轴介导的视网膜损伤机制

AGE 通过与 RAGE 结合激活 NF-κB 等转录因子，上调炎症因子的表达，促进血管内皮细胞和周细胞损伤。此外，AGE 可直接修饰蛋白质，改变其结构与功能，进一步加重视网膜损伤；同时，AGE 累积还会导致视网膜缺血缺氧，加剧其病变与功能障碍。

研究证实，糖尿病患者视网膜组织中 AGE 的含量显著升高，且与视网膜微血管病变及神经退行性改变密切相关。通过抑制 AGE 的生成（如使用 AGE 生成抑制剂）或阻断其与 RAGE 的结合（如使用 RAGE 拮抗剂），可有效减少 AGE 累积及 RAGE 信号激活，延缓 DR 的进展。这些策略在糖尿病模型中已显示出良好效果，为 DR 的靶向治疗提供了重要理论依据。

14. 细胞凋亡在糖尿病视网膜病变中的病理作用及调控潜力

（1）细胞凋亡的启动机制

细胞凋亡是 DR 病程中的核心病理过程。在高血糖及氧化应激条件下，视网膜微血管内皮细胞、周细胞及神经细胞易发生凋亡；凋亡相关因子（如 Bax、Caspase-3）的表达上调，抗凋亡因子（如 Bcl-2）的表达下调，导致细胞凋亡失衡，直接加重视网膜损伤。细胞凋亡亢进不仅破坏视网膜结构与功能，还可能通过改变视网膜微环境进一步加剧 DR 的进展。

（2）细胞凋亡引发的连锁病理反应

细胞凋亡可导致视网膜微血管丢失、血-视网膜屏障破坏，进一步加重视网膜缺血缺氧及新生血管形成。此外，神经细胞凋亡会直接导致视功能丧失，严重影响患者生活质量；同时，凋亡细胞释放的炎症介质及氧化应激产物，可通过放大炎症反应与氧化损伤，形成"凋亡-损伤"恶性循环。

研究证实，使用凋亡调控药物（如 Caspase 抑制剂、抗氧化剂）可显著减少视网膜细胞凋亡，延缓 DR 的进展。例如，抑制 Caspase-3 可降低凋亡水平，减轻视网膜损伤与功能障碍；抗氧化剂（如维生素 C、维生素 E）也显示出减轻视网膜细胞凋亡、保护视网膜功能的效果。这些发现为 DR 的细胞保护治疗提供了新策略。

15. 遗传因素与环境因素的交互作用对糖尿病视网膜病变发生发展的影响

（1）遗传易感性及其分子机制

研究证实，DR 的发生与遗传因素存在密切关联，多个基因变异与 DR 易感性显著相关。例如，VEGF 基因、RAGE 基因及 eNOS 基因的多态性均与 DR 风险增加密切相关，这些基因变异通过调控炎症反应、氧化应激及血管生成等生理过程，影响 DR 的发病机制与病程进展。具体而言，VEGF 基因多态性可导致 VEGF 异常表达，促进视网膜新生血管形成，进而诱发 DR；RAGE 基因变异通过介导 AGE 的信号转导，增强炎症反应，损伤视网膜血管及神经细胞；eNOS 基因变异则可能影响 NO 的生成，改变血管收缩功能，进而影响视网膜血流及健康状态。

此外，研究发现 *EEF1A1*、*RPL11*、*RPS27A* 等中心基因的高表达与视网膜内皮细胞功能障碍及病理改变密切相关，其高表达可能通过影响细胞生存与功能，导致视网膜血管损伤及功能障碍，增加 DR 的患病风险。表观遗传修饰也是 DR 的重要影响因素：高血糖条件下，表观遗传修饰可能抑制抗氧化防御系统，导致 ROS 的生成与清除失衡，引发氧化应激；即使血糖恢复正常，"代谢记忆"现象仍可能持续影响 DR 的进展。1 型糖尿病作为自身免疫性疾病，其自身免疫机制（可能与病毒感染相关）也可能促进 DR 的进展。

上述遗传因素不仅影响糖尿病的发病机制，还可能通过改变视网膜微环境等生理过程，增加 DR 的易感性。

（2）环境因素的致病作用及与遗传因素的交互效应

除遗传因素外，环境因素在 DR 的发生与发展中亦发挥重要作用。饮食习惯、生活方式及代谢状况等环境因素可通过影响胰岛素抵抗及血糖控制，增加 DR 的患病风险。其中，高脂肪饮食、缺乏运动、肥胖是导致糖尿病及 DR 的主要环境危险因素，它们通过加重胰岛素抵抗及高血糖状态，推动 DR 的发生。

高脂肪饮食常伴随高热量摄入，可导致体重增加或肥胖，进一步加重胰岛素抵抗；而胰岛素抵抗会降低血糖控制效率，长期高血糖可损伤视网膜血管并诱发炎症反应，增加 DR 的患病风险。缺乏运动也是胰岛素抵抗及肥胖的重要诱因，规律体育活动则可改善胰岛素敏感性、辅助控制血糖，从而降低 DR 的患病风险。

肥胖不仅会加剧胰岛素抵抗，还会提高体内炎症因子水平，这些因子通过多种机制加重视网膜炎症及损伤，也会促进 DR 的发展。总体而言，环境因素与遗传因素通过交互作用，共同调控 DR 的发生与发展。

16. 糖尿病视网膜病变发病机制的总结与临床转化展望

DR 的发病机制具有多因素、多通路交叉调控的复杂性，涉及高血糖介导的代谢紊乱、氧化应激、多元醇通路异常激活、PKC 信号通路异常、VEGF 的过表达、炎症反应、EPC 功能异常、NO 与 ET 失衡、神经营养因子缺乏、AGE 及其受体 RAGE 介导的损伤、细胞凋亡亢进等多个关键环节。

深入解析上述机制不仅有助于系统阐明 DR 的发生发展规律，更为 DR 的临床治疗提供了多元化的潜在靶点与干预策略。随着研究的不断深入，未来有望开发出更精准、高效的治疗手段，通过靶向调控关键通路、阻断病理级联反应，实现DR进展的有效延缓，从而保护糖尿病患者的视功能，改善其生活质量。

（于昊天）

参考文献

[1] LI L, DAI Y, KE D, et al. Ferroptosis: new insight into the mechanisms of diabetic nephropathy and retinopathy. Front Endocrinol (Lausanne), 2023, 14: 1215292.

[2] LAI D, WU Y, SHAO C, et al. The role of müller cells in diabetic macular edema. Invest Ophthalmol Vis Sci, 2023, 64(10): 8.

[3] YERAM P B, KULKARNI Y A. Glycosides and vascular complications of diabetes. Chem Biodivers, 2022, 19(10): e202200067.

[4] FILIPPOV V M, PETRACHKOV D V, BUDZINSKAYA M V, et al. Sovremennye kontseptsii patogeneza diabeticheskoi retinopatii [Modern concepts of pathogenesis of diabetic retinopathy]. Vestn Oftalmol, 2021, 137(5. Vyp. 2): 306-313.

非增生性糖尿病视网膜病变的临床特点及治疗方案

17. 糖尿病视网膜病变的临床特点与进展规律：基于临床实践的解析

DR 按病情严重程度可分为 NPDR 和 PDR，二者在临床表现上呈现显著的阶段性特征。

（1）症状表现

早期 NPDR 患者常无明显自觉症状，当病变累及黄斑时，可出现不同程度的视力减退及视物变形。

（2）体征特点

NPDR 以视网膜血管异常为临床核心特征，微血管损伤的典型眼底表现包括 MA、硬性渗出、棉绒斑。随着 NPDR 的病情进展，视网膜血管通透性增加可引发黄斑水肿（导致中心视力下降），血管逐渐闭塞，造成血流灌注受损及视网膜缺血。缺血相关体征包括静脉异常（如扩张、串珠样、环状）、视网膜内微血管异常（intraretinal microvascular abnormalities，IRMA）及更广泛的血管渗漏（伴视网膜出血和渗出增多）。当上述体征进展超过特定阈值时，即可诊断为重度 NPDR（《糖尿病视网膜病变的国际临床分级标准（2002 年版）》，表 1）。

表 1 DR 的国际临床分级标准（2002 年版）

病变严重程度	散瞳眼底检查所见
无明显 DR	无异常
NPDR	
轻度 PDR	仅有 MA
中度 PDR	不仅存在 MA，还存在轻于重度 NPDR 的表现
重度 PDR	出现以下任何 1 个表现，但尚无 PDR： 1. 4 个象限中所有象限均有多于 20 处视网膜内出血 2. 在 2 个以上象限中有静脉串珠样改变 3. 在 1 个以上象限中有显著的 IRMA
PDR	出现以下 1 种或多种体征：新生血管形成、玻璃体积血或视网膜前出血

MA：作为 DR 微血管病变的标志性特征，由视网膜毛细血管早期病变导致血管壁局部凸起形成，代表视网膜微循环局部无灌注，形态可随病程进展而发生变化。眼底表现为针尖样红点，多散在分布于后极部视网膜，尤其多见于黄斑周围。部分 MA 在检眼镜下难以识别，荧光素眼底血管造影可清晰显示点状充盈荧光。病情进展后，MA 破裂可引发视网膜内出血。

硬性渗出：由于毛细血管周细胞和内皮细胞受损，脂质及脂蛋白残留物渗出，经巨噬细胞吞噬不完全后堆积形成，成分主要包括含脂巨噬细胞及脂质、脂蛋白等非细胞物质。眼底表现为白色、黄色或蜡黄色病变，主要位于视网膜外丛状层。硬性渗出吸收缓慢，病程中可见新旧病灶并存，大量沉积则会增加视网膜下纤维化的风险。

棉绒斑：由视网膜局部缺血缺氧导致的视网膜神经纤维层（retinal nerve fiber layer，RNFL）局部肿胀、坏死形成，呈灰白色或乳脂色，边缘模糊如棉花绒毛状。多分布于后极部视网膜，常沿大血管走行或位于黄斑周围。棉绒斑多提示中度或重度视网膜病变，在严重血糖失衡时也可能作为早期征兆出现。

糖尿病性黄斑水肿（diabetic macular edema，DME）：是 NPDR 患者视力下降的主要原因，由视网膜毛细血管内皮细胞损伤、血-视网膜屏障破坏引发，VEGF 水平升高可促进血管生成、增加血管通透性并诱发炎症反应，最终导致黄斑水肿。1985 年，ETDRS 将有临床意义的黄斑水肿（clinically significant macular edema，CSME）定义为距黄斑中心 500 μm 范围内视网膜增厚，或黄斑中心 500 μm 内有硬性渗出伴邻近视网膜增厚，或视网膜增厚范围至少为 1 个视盘直径（disc diameter，DD），且增厚部分任意区域位于黄斑中心 1 DD 范围内。2017 年国际分类标准更新，根据是否累及黄斑中央凹将 DME 分为两类：①非中央凹累及型 DME（non-center-involved DME，NCI-DME）：黄斑视网膜增厚未累及中央凹直径 1 mm 范围；②中央凹累及型 DME（center-involved DME，CI-DME）：黄斑视网膜增厚累及中央凹直径 1 mm 范围。检眼镜下 DME 表现为黄斑中央凹反射消失，影像学检查可更直观地量化病变程度。

静脉异常改变：DR 微循环异常引发局部缺血时，静脉可出现迂曲扩张、充盈饱满，形态呈串珠样或腊肠样，颜色暗红。

IRMA：随 DR 的进展，视网膜结构破坏加重，终末小动脉闭塞，周围侧支血管扭曲变形（可为新生血管或原有毛细血管衍生），且位于视网膜内。IRMA 在检眼镜下与新生血管形态相似，难以鉴别，FFA 检查中可呈现强荧光血管簇，而新生血管周围常伴有荧光素渗漏。IRMA 的出现提示 NPDR 的进展超过阈值，可诊断为重度 NPDR（表 1）。

糖尿病性视神经病变（diabetic papillopathy，DP）：DR 除微血管病变外，还伴随神经变性过程，主要由糖尿病诱导的神经胶质细胞激活引发，导致神经元功能降低及凋亡，进而加重微血管损伤。临床观察表明，神经元功能障碍可能是 DR 早期因原发性神经退行性改变导致的特征性表现。

18. 非增生性糖尿病视网膜病变的诊断策略：多模态影像技术的临床应用价值

NPDR 的诊断需结合病史采集、裂隙灯检查及多模态影像技术辅助检查。随着医学技术的发展，多模态影像技术不仅可明确

NPDR 的诊断，还能精准评估疾病的严重程度，为治疗方案的制定提供关键依据。

（1）眼底照相

超广角彩色眼底照相具有可重复、无须散瞳的优势，能清晰显示视网膜 MA、硬性渗出、棉绒斑、黄斑水肿等典型病变，是 NPDR 诊断的基础手段。

（2）光学相干断层扫描

OCT 基于低相干干涉测量原理，可提供病变区高分辨率的纵向及冠状面图像，能清晰识别视网膜内硬性渗出。其核心应用包括：检测黄斑水肿、量化 DME 患者的视网膜厚度、识别玻璃体黄斑牵拉及其他黄斑病变；通过测量神经节细胞层 + 内丛状层厚度评估神经退行性改变；客观精准地评估视网膜增厚部位及程度，为治疗效果的对比、评估及后续随访提供可靠依据。

（3）荧光素眼底血管造影

FFA 可直观反映眼底血管的细微结构及视网膜血液循环的动态变化，弥补了 OCT 在血管形态观察上的局限。其临床价值体现在以下方面：发现早期 DME，鉴别 DME 与其他黄斑疾病或不明原因的视力丧失；检测未经治疗的视网膜毛细血管非灌注区并量化其面积；区分 IRMA 与新生血管，为 DR 的分型、分期提供客观依据，进而指导治疗方案的制定。

（4）光学相干断层扫描血管成像

光学相干断层扫描血管成像（optical coherence tomography

angiography，OCTA）是在 OCT 基础上发展的无造影剂、非侵入性血管造影技术，已广泛应用于眼底疾病诊疗。其优势在于可分析不同视网膜层面的血流分布，在 en-face 界面显示血管密度；通过自带软件测量黄斑中央凹无血管区（foveal avascular zone，FAZ）等参数，研究证实 FAZ 与 DR 病变严重程度具有相关性；能识别不同层面的新生血管。目前该技术的局限性包括存在投影伪影、缺乏分割算法共识，且无法显示血管渗漏。

19. 非增生性糖尿病视网膜病变的鉴别诊断要点：基于临床特征与病因的精准区分

NPDR 的鉴别诊断需结合病史、眼底特征及病因特点，重点与以下疾病相鉴别。

（1）高血压性视网膜病变

患者多有明确的高血压病史，早期以视网膜小动脉痉挛、张力增加导致的动脉狭窄为特征，随病情进展可出现小动脉增厚引发的动静脉交叉压迫症。患者严重高血压时可因 RNFL 局部缺血形成棉绒斑，或因血－视网膜屏障破坏出现视网膜出血、脂质渗出（硬性渗出）；极重度高血压时还可能因颅内压升高导致视神经缺血及视盘肿胀，但眼底很少出现 MA。此类病变与 NPDR 的核心鉴别点在于 NPDR 患者有糖尿病病史，且早期即出现 MA，而高血压性视网膜病变以动脉病变为主要起始特征，MA 罕见。

（2）视网膜中央静脉阻塞

视网膜中央静脉阻塞（central retinal vein occlusion，CRVO）多为单眼发病，典型表现为静脉迂曲扩张显著，视网膜内沿血管弓分布火焰状出血；而 NPDR 常双眼受累，早期以 MA 为特征，静脉扩张程度较轻，严重时可见散在点、片状出血。二者可通过发病眼数、静脉形态及出血特点进行鉴别。

20. 非增生性糖尿病视网膜病变的治疗策略：分层干预与多手段协同的临床实践

NPDR 的治疗需基于病变严重程度实施分层干预，结合局部治疗、全身管理及新兴技术，以延缓疾病进展、保护视功能为核心目标。

（1）激光光凝术治疗

激光光凝术治疗 DR 的核心机制：通过破坏视网膜外层降低其新陈代谢及耗氧量，改善视网膜内层的营养与氧供；使视网膜变薄，让脉络膜循环直接供应内层视网膜；同时收缩小动脉及扩张的小静脉、毛细血管，减少血管渗漏以减轻视网膜渗出和水肿；此外，还能改善视网膜缺血缺氧状态，减少 VEGF 的分泌，从而抑制新生血管形成，延缓 DR 的进展。

轻度或重度 NPDR 伴或不伴 CSME 患者，可考虑行局部或网格激光光凝术。局部激光光凝术可针对 500～3000 μm 的所有 MA

或局部渗漏处进行光凝；网格激光光凝术主要用于CSME，在黄斑中央凹500 μm至2 DD范围行C形或环形光凝。

重度NPDR者可酌情采用全视网膜光凝术（panretinal photocoagulation，PRP）。该术式需覆盖黄斑区血管弓以外至视盘鼻侧1~2 DD、黄斑颞侧2 DD外的区域，通常分3~4次完成。美国糖尿病视网膜病变研究（diabetic retinopathy study，DRS）和ETDRS数据显示，未接受PRP的重度NPDR患者2年及4年的明显视力丧失率分别为3.2%和12.8%，而预防性PRP可将其降至2.8%和4.3%；但需注意，PRP可能引发视野缺损等并发症。以下情况的重度NPDR患者可考虑行PRP：双眼重度NPDR且其中一眼已接受PRP；视网膜明显缺血；单眼因治疗不及时导致病变进展；妊娠或肾衰竭可能加速视网膜病变进展（需及时行PRP）。患者依从性差、难以规律随访（可及早行PRP）。ETDRS结束后，几乎所有重度NPDR患者均接受PRP治疗。

需注意，PRP可能诱发或加重DME，因此ETDRS强调，预防视力丧失的最佳策略是在PRP前先治疗DME。

（2）玻璃体内注射药物

抗VEGF治疗的临床证据源于DME相关试验。以ETDRS为分级标准的Ⅲ期临床试验显示，雷珠单抗治疗组的糖尿病视网膜病变严重程度量表分级改善更显著，美国食品药品监督管理局（Food and Drug Administration，FDA）据此批准其用于DME的治疗。2017年，基于Protocol S与RISE/RIDE的研究数据，FDA进一步批准0.3 mg雷珠单抗可用于任何时期DR的治疗，即使无DME表现。

真实世界研究表明，重度NPDR患者早期使用抗VEGF治疗，可使5年内发生PDR事件的相对风险降低51.7%、绝对风险降低19.4%；且10年持续视力下降率从延迟治疗的4.4%降至1.9%，提示早期干预能显著降低长期并发症的发生风险。

糖尿病视网膜病变临床研究网络的Ⅱ期随机临床试验显示，抗VEGF联合地塞米松玻璃体植入剂与单独抗VEGF治疗相比，在DME视力改善方面无显著优势，且激素治疗会增加白内障、眼压升高等并发症的发生风险，因此玻璃体内注射激素通常作为DME治疗的二线选择。

个体化治疗建议：轻度及中度NPDR患者可定期随访；重度NPDR患者需结合FFA评估视网膜无灌注范围及视力情况，即使无DME也可先进行抗VEGF治疗，1周后再行PRP；对视力需求较高的患者，可避免进行激光治疗而持续行抗VEGF治疗；若患者依从性差，应尽早行PRP；抗VEGF治疗效果不佳时，可考虑激素治疗。

（3）神经保护剂

早期应用神经保护剂可干预视网膜病变初期及视网膜无灌注引发的视网膜神经退行性改变，延缓疾病进展。

(4) 全身使用改善微循环的药物

羟苯磺酸钙作为一种血管活性与保护药物，可改善毛细血管通透性及血液黏滞状态，兼具抗氧化作用，能缓解 NPDR 患者症状并延缓 DR 的进展。研究表明，中成药芪明颗粒与羟苯磺酸钙联合使用可增强疗效，并可有效降低血脂水平。

(5) 全身疾病管理

全身疾病的严格管控是 NPDR 治疗的基础，包括以下几个方面。

血糖控制：糖尿病病程是 DR 发生的主要危险因素。1 型糖尿病患者病程 5 年、10 年、15 年后，视网膜病变的发生率分别约为 25%、60%、80%；30 岁以上的 2 型糖尿病患者中，病程在 5 年内且使用了胰岛素者发生率为 40%，未使用胰岛素者为 24%；病程超过 19 年使用与未使用胰岛素 DR 的发生率则分别增至 84% 和 53%。一旦出现 DR，血糖控制的重要性远超病程长短。HbA1c 是评估近 3 个月平均血糖的核心指标，多数患者建议控制在 7%~8%，部分患者可设定为 6.5%。研究证实，HbA1c 升高与发生 DME 的风险呈正相关。

血压管理：高血压是糖尿病常见的合并症，非妊娠患者建议将血压控制在 140/90 mmHg 以下，以减少心血管疾病及微血管并发症；有心血管危险因素者可在安全的前提下适当降低血压管理目标。临床试验表明，控制血压可降低 1 型和 2 型糖尿病患者视网膜病变的风险，一项 Meta 分析显示，血压干预能使视网膜病变发病率降低 20%。

血脂调控：大量研究证实，控制血脂可延缓视网膜病变进展及减少治疗需求，是糖尿病管理的重要组成部分。对于 40 岁及以上非妊娠患者，或任何年龄有动脉粥样硬化性心血管疾病危险因素者，推荐使用不同强度的他汀类药物治疗，以降低低密度脂蛋白胆固醇。

其他并发症的管理及随访：应积极治疗心血管疾病及其他糖尿病相关并发症，全面改善患者整体健康状态。根据 2019 年美国眼科学会《糖尿病视网膜病变指南》，针对不同分级的 NPDR 患者，其随访与治疗的相关建议见表 2。

表 2 NPDR 患者的初始管理建议

严重程度分级	出现 DME	随访（月）	PRP	局部或网格激光	抗 VEGF 治疗
轻度 NPDR	无	12	无	无	无
中度 NPDR	无	6～12	无	无	无
	NCI-DME	3～6	无	有时	无
	CI-DME	1*	无	很少	是
重度 NPDR	无	3～4	有时	无	有时
	NCI-DME	2～4	有时	有时	有时
	CI-DME	1*	有时	很少	是

注：*患者接受抗 VEGF 药物治疗。

21. 非增生性糖尿病视网膜病变典型病例分析：个体化治疗策略的临床实践与疗效验证

患者，女性，54岁，因"左眼视物模糊、视物变形4天"于2024年2月23日入院。患者有2型糖尿病病史10余年，长期应用胰岛素治疗，血糖控制尚可；否认高血压、高血脂病史，否认肝炎、结核等传染病病史及相关家族史。

（1）入院检查

视力：右眼（VD）0.8，左眼（VS）0.3（矫正无提高）。眼压：右眼（TR）14 mmHg，左眼（TL）15 mmHg。双眼眼前段检查阴性，晶状体轻度混浊，玻璃体清。右眼视盘界清、色淡红，视网膜血管走行大致正常，血管弓周围散在MA，颞下方血管弓至黄斑区周围散在硬性渗出，黄斑区反光（＋）。左眼视盘界清、色淡红，视网膜血管走行大致正常，颞下方分支血管呈白线样改变，血管弓周围散在MA，颞上方血管弓至黄斑区周围散在硬性渗出，黄斑区反射（－）。

（2）辅助检查

双眼眼底照相（图1）：右眼后极部散在MA及硬性渗出；左眼后极部散在MA及硬性渗出。双眼OCT（图2）显示左眼黄斑水肿及黄斑周围硬性渗出。左眼荧光素眼底血管造影（图3）显示颞上分支血管处大量MA及IRMA。

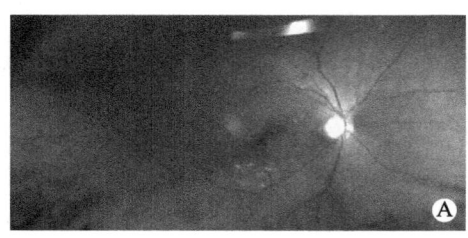
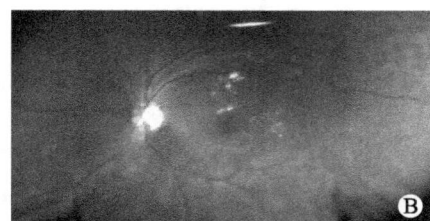

A.右眼；B.左眼。

图1 双眼眼底照相

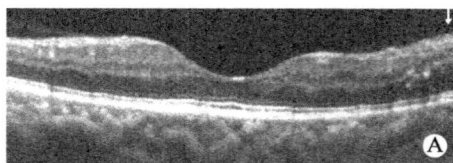
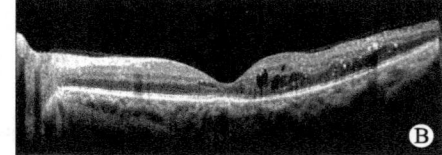

A.右眼；B.左眼。

图2 双眼OCT图像

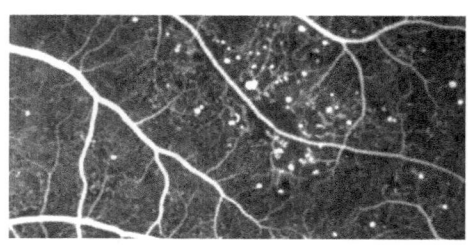

图3 左眼FFA图像

（3）诊断

右眼中度NPDR；左眼重度NPDR；左眼黄斑水肿。

（4）治疗与随访

2024年2月25日，行"左眼玻璃体内注射"（注射药物：抗

VEGF药物），1周后行"左眼PRP"。

1个月后复查（图4、图5）：左眼视力提升至0.4，于2024年3月30日行第2次抗VEGF治疗。再次复查（图6）：左眼视力维持在0.4，于2024年4月30日行第3次抗VEGF治疗。最终随访（图7）：左眼视力提升至0.5，OCT显示黄斑水肿明显减轻，硬性渗出减少，眼底情况趋于稳定。

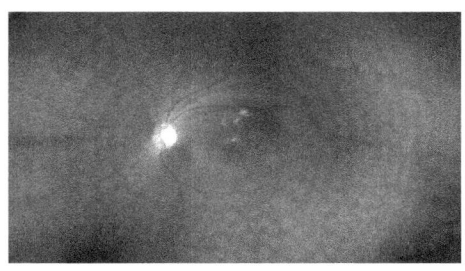

图4　患者第1次抗VEGF治疗后左眼眼底照相

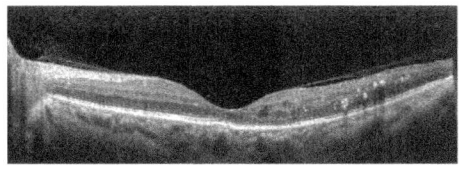

图5　患者第1次抗VEGF治疗后左眼OCT图像

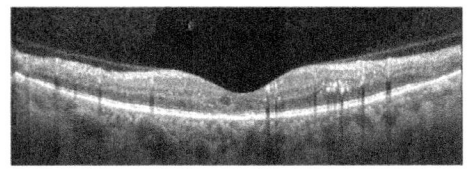

图6　患者第2次抗VEGF治疗后左眼OCT图像

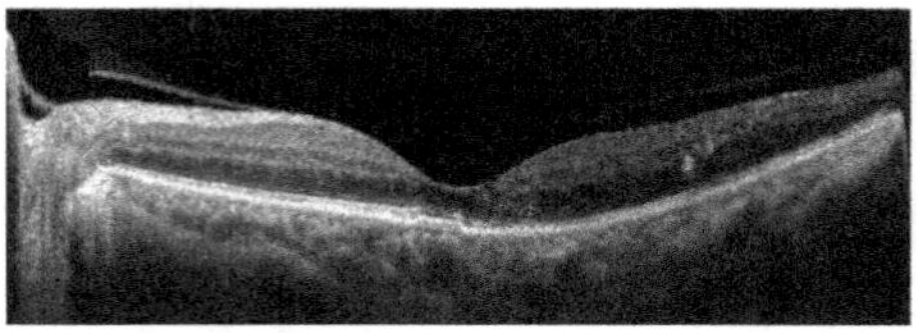

图7 患者第3次抗VEGF治疗后左眼OCT图像

该病例体现了重度NPDR合并黄斑水肿患者采用"抗VEGF治疗联合激光光凝术"个体化方案的有效性，通过阶梯式干预实现了视功能保护与维持病变稳定。

（蒋博　候庆雪）

参考文献

[1] RESTE-FERREIRA D, MARQUES I P, SANTOS T, et al. Retinal neurodegeneration in eyes with NPDR risk phenotypes: a two-year longitudinal study. Acta ophthalmologica, 2023, 102(4).

[2] RUSSELL J F, SHI Y, HINKLE J W, et al. Longitudinal wide-field swept-source OCT angiography of neovascularization in proliferative diabetic retinopathy after panretinal photocoagulation. Ophthalmol Retina, 2019, 3(4): 350-361.

[3] WYKOFF C C, EICHENBAUM D A, ROTH D B, et al. Ranibizumab induces regression of diabetic retinopathy in most patients at high risk of progression to proliferative diabetic retinopathy. Ophthalmol Retina, 2018, 2(10): 997-1009.

[4] NGUYEN Q D, MOSHFEGHI A A, LIM J I, et al. Simulation of long-term impact of intravitreal anti-VEGF therapy on patients with severe non-proliferative diabetic retinopathy. BMJ Open Ophthalmol, 2023, 8(1): e001190.

[5] MATURI R K, GLASSMAN A R, LIU D, et al. Effect of adding dexamethasone to

continued ranibizumab treatment in patients with persistent diabetic macular edema: a DRCR network phase 2 randomized clinical trial. JAMA Ophthalmol, 2018, 136(1): 29 – 38.

[6] STRAM D A, JIANG X, VARMA R, et al. Factors associated with prevalent diabetic retinopathy in Chinese Americans: the Chinese American eye study. Ophthalmol Retina, 2018, 2(2): 96 – 105.

[7] American Diabetes Association. Cardiovascular disease and risk management: standards of medical care in diabetes—2019. Diabetes care, 2019, 42(Suppl 1): S103 – S123.

[8] FLAXEL C J, ADELMAN R A, BAILEY S T, et al. Diabetic retinopathy preferred practice pattern®. Ophthalmology, 2020, 127(1): 66 – 145.

增生性糖尿病视网膜病变的临床特点及针对性治疗

22. 增生性糖尿病视网膜病变的临床特点与诊疗要点概述

PDR 是 DR 进展至晚期的严重阶段,由 NPDR 逐步发展而来。其核心特征为视网膜及视盘新生血管形成,这些异常血管沿视网膜表面及视盘向玻璃体腔内生长,因其结构脆弱易发生出血,并伴随牵拉性增殖膜形成,可显著增加患者视力丧失的风险。

糖尿病所致视网膜病变的早期改变始于生物化学、血流动力学及细胞层面的异常,此阶段在临床上多难以识别,且对视力影响轻微。流行病学数据显示,患糖尿病 15 年后,约有 25% 的 1 型糖尿病患者及 16% 的 2 型糖尿病患者会进展为 PDR;其中 1 型糖尿病患者进展速度最快,25 年内累积发病风险达 42%。此外,PDR 与未控制的全身性危险因素(如高血糖、高血压、高血脂等）密切相关。尽管随着医保普及和慢性病管理越发受到重视，糖尿病及其并发症的诊疗水平显著提升，PDR 的发病率有所下降，但由其引发的眼部并发症仍是全球青年人群严重视力丧失的主要原因。

（1）增生性糖尿病视网膜病变的发病机制特点

从新生血管出现到临床可识别的过程中，PDR 的自然病程包含 4 个关键阶段：新生血管呈现典型的增殖与退化循环；伴随新生血管的纤维组织增殖；纤维血管增生与后玻璃体表面形成粘连；后玻璃体表面收缩及相关增殖反应。

（2）增生性糖尿病视网膜病变的临床分类与分级标准

1) 基于病变特征的分期

视网膜外纤维血管增殖是 PDR 的标志性改变，可分为 3 个阶段。Ⅰ期：细小新生血管伴少量纤维组织，穿过并延伸至内界膜外。Ⅱ期：新生血管范围扩大、管径增粗，纤维成分显著增加。Ⅲ期：新生血管退化，残留纤维血管组织以玻璃体后膜（分隔后玻璃体与视网膜的膜结构）为支架。

2) 基于增殖程度的分期

新生血管按位置（图 8）分为视盘新生血管（neovascularization of disk，NVD）和视网膜其他部位新生血管（neovascularization of retina，NVE）。根据增殖程度可分为早期、高危及晚期，其中高危 PDR 的定义为符合以下任一条件：①NVD 面积≥1/3 视盘面积；②任何程度的 NVD 伴视网膜前出血或玻璃体积血；③NVE 面积≥1/2 视盘面积伴视网膜前出血或玻璃体积血。

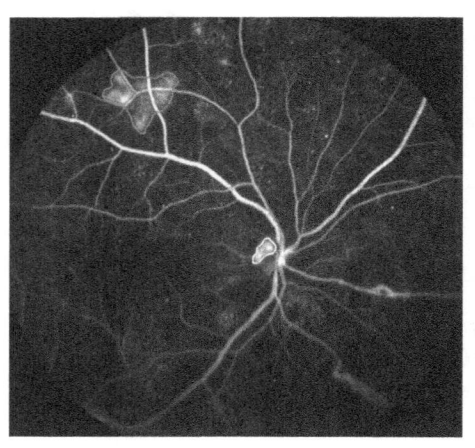

图 8　DR 患者的 FFA 图像

3）我国 DR 分期标准

《糖尿病视网膜病变分期标准》（1984 版，中华医学会制定）中，Ⅰ～Ⅲ期为非增殖期，Ⅳ～Ⅵ期为增殖期。Ⅳ期：视网膜新生血管形成合并玻璃体积血。Ⅴ期：视网膜新生血管及纤维增殖膜形成。Ⅵ期：视网膜新生血管、纤维增殖膜导致牵拉性视网膜脱离。

4）国际 DR 分级标准

《糖尿病视网膜病变的国际临床分级标准》（2002 年版，表 1）中，PDR 的诊断依据为出现以下一种或多种改变：新生血管形成、玻璃体积血或视网膜前出血。

23. 增生性糖尿病视网膜病变治疗方案的优化与选择

PDR 作为 DR 进展至晚期的严重阶段，严重威胁患者视力健康。随着对其发病机制认识的深入及临床研究的不断推进，PDR 的治疗方案也在持续优化与更新。

（1）治疗理念的革新与转变

从 20 世纪 70 年代至 21 世纪初，PRP 几乎是所有高危 PDR 患者的唯一治疗选择。然而，ETDRS 显示，糖尿病视网膜激光光凝术在治疗后 3 年内会导致患者出现中度视力丧失，视力降低幅度可达 50%。

目前研究已明确，长期高血糖状态引发的代谢紊乱是导致视网膜微血管损伤的根源。这一过程中，血管通透性增加，视网膜逐渐陷入缺血缺氧的困境，进而促使促血管生成因子与炎症因子上调，其中 VEGF 尤为关键。VEGF 作为 PDR 主要的血管生成因子，能够与视网膜内皮细胞上特异性表达的 VEGF 受体相结合，经酪氨酸蛋白激酶信号传导途径，刺激血管内皮细胞增殖、迁移，并重塑细胞外基质，最终诱导视网膜新生血管形成。这些新生血管不仅容易长入玻璃体腔，引发玻璃体积血，还可能进一步导致牵拉性视网膜脱离。同时，VEGF 强大的血管通透作用会破坏血－视网膜屏障，致使细胞外液在黄斑区积聚，引发黄斑水肿，严重损害视力。

21世纪初，抗VEGF药物在湿性年龄相关性黄斑变性治疗中取得成功，为PDR的治疗带来新思路。2004年，Pegaptanib获FDA批准用于治疗湿性年龄相关性黄斑变性，成为首个被批准用于玻璃体内注射的抗VEGF药物。此后，抗VEGF药物被逐渐应用于DR治疗领域，并展现出良好疗效。2011年多项研究尝试将玻璃体内注射抗VEGF药物作为单一疗法用于PDR患者，以替代传统的PRP方案。研究数据显示，在为期2年的对照试验中，抗VEGF组患者ETDRS视力评分平均增加近3个字母，而PRP组仅增加0.2个字母；抗VEGF组发生DME的患者数量相较于PRP组减少了33%。此外，抗VEGF组中43%的患者DR血管新生现象消退，5%有所改善，27%出现恶化。5年随访数据显示，两组研究患者的初始视力均为20/32，5年后抗VEGF组与PRP组平均视力分别为20/25。与PRP组相比，抗VEGF组在5年内发生视力威胁性DME的可能性更低（抗VEGF组为22%，PRP组为38%）。

尽管大样本多中心研究为PDR的治疗提供了新方向，但在临床实践中，单药治疗PDR面临诸多挑战。严格的随访要求与规范的治疗指征在现实世界中较难实现，长期注射药物及每月随访给患者带来极大不便，这在一定程度上限制了单药治疗在现实场景中的广泛应用。

（2）联合治疗方案的探索与优势（全视网膜光凝术和抗血管内皮生长因子联合）

鉴于部分随访不足的患者采用玻璃体内注射抗VEGF单药治

疗可能面临失明的风险,众多研究聚焦于抗 VEGF 与 PRP 联合治疗 PDR 的疗效评估。

一项Ⅱ期随机临床试验针对无 DME 的 PDR 患者,对比了抗 VEGF 单药治疗、抗 VEGF 联合 PRP 治疗及单独 PRP 治疗的效果。结果显示,治疗 1 年后,在新生血管面积消退方面,抗 VEGF 单药治疗优于单独 PRP 治疗。不过,抗 VEGF 与抗 VEGF 联合 PRP 治疗在新生血管消退效果上,未呈现统计学显著差异;抗 VEGF 联合 PRP 治疗与单独 PRP 治疗间同样无统计学显著差异。在治疗的第 12 个月,FFA 结果表明,抗 VEGF 单药治疗组、单独 PRP 治疗组和抗 VEGF 联合 PRP 治疗组的血管新生渗漏消退率分别为 28%、8% 和 18%。值得关注的是,抗 VEGF 联合 PRP 治疗组中高危 PDR 患者比例从研究起始的 25% 降至第 12 个月的 0,抗 VEGF 单药治疗组则从基线时的 26% 降至 17%。在视力矫正方面,第 12 个月时抗 VEGF 单药治疗组与抗 VEGF 联合 PRP 治疗组的最佳矫正视力(best-corrected visual acuity,BCVA)无显著差异。这表明,尽管抗 VEGF 单药治疗在某些方面不劣于甚至优于单独 PRP 或抗 VEGF 联合 PRP 治疗,但抗 VEGF 联合 PRP 治疗在促进高危 PDR 患者疾病消退方面优势明显。

另一项Ⅱ/Ⅲ期随机多中心临床试验针对无 DME 的高危 PDR 患者,比较了抗 VEGF 联合 PRP 治疗与抗 VEGF 单药治疗的效果。结果显示,在为期 1 年的研究中,抗 VEGF 联合 PRP 治疗组有 93% 的患者血管新生(包括 NVD 和 NVE)完全消失,而单独 PRP 治疗组这一比例为 71%，且两组在 NVE 降低率上存在显著差异，充分体现了抗 VEGF 联合 PRP 治疗在控制视网膜新生血管方面的优势。第 12 个月时，抗 VEGF 联合 PRP 治疗组的 BCVA 为 20/32，单独 PRP 治疗组为 20/40，虽差异无统计学意义，但抗 VEGF 联合 PRP 治疗在视力维持方面也展现出一定潜力。

综合大量对比研究结果，对于复诊不及时、依从性欠佳的 PDR 患者及高危 PDR 患者，单药治疗存在疗效差异大、视力改善不确定等问题。临床医生需充分考虑现实世界与临床研究的差异，对于易脱离随诊的高风险患者，联合治疗不失为一种更为审慎的选择。不过，对于同时患有 PDR 和 DME 的患者，初期采用抗 VEGF 单药治疗可能更为适宜，待 DME 得到有效控制后，再追加 PRP 治疗，有望获得更稳定的视力改善效果。

（3）玻璃体切割术在增生性糖尿病视网膜病变治疗中的应用与考量

临床数据表明，相当比例的 PDR 患者在治疗过程中需要补充 PRP 治疗。在单纯 PRP 治疗组中，治疗 5 年后 45% 的眼睛需要额外的 PRP 治疗，且在这 5 年期间，46% 的眼睛发生玻璃体积血，19% 的眼睛需要接受玻璃体切割术，4% 的眼睛出现新生血管性青光眼。此外，治疗延迟的患者更易出现牵拉性视网膜脱离和新生血管性青光眼等威胁视力的严重并发症。

糖尿病视网膜病变临床研究网络曾评估经扁平部玻璃体切割

术（pars plana vitrectomy，PPV）/PRP 与玻璃体腔内应用抗 VEGF 药物治疗 PDR 继发玻璃体积血的疗效差异。研究发现，虽然抗 VEGF 治疗组和 PPV/PRP 治疗组在 2 年时的视力无显著差异（分别为 59.3 个和 63.0 个 ETDRS 字母），但 PPV/PRP 治疗组患者视力恢复速度更快。与抗 VEGF 治疗组相比，早期 PPV/PRP 治疗组的复发性玻璃体积血率降低约 33% 且只接受抗 VEGF 治疗的眼睛中有 22% 发生牵拉性视网膜脱离，而玻璃体切割术组为 13%，显示出早期 PPV/PRP 治疗在降低复发性玻璃体积血和牵拉性视网膜脱离风险方面的优势，同时也能实现较持久的视力维持。

即便没有玻璃体积血，早期 PPV 对 PDR 患者也可能具有积极意义。由于后玻璃体被视为纤维血管增殖扩散并最终导致牵引的支架，早期 PPV 能够清除玻璃体腔内存留的大量 VEGF，并去除玻璃体。随着广角视网膜成像系统的普及，糖尿病视网膜病变术中 PRP 得以更完善地实施，有望进一步实现对 PDR 的长期有效控制，减少连续注射抗 VEGF 药物的需求。对 64 名视力较差的 PDR 患者进行 PPV 的回顾性分析显示，在 50 岁以下的患者中，89% 的患者玻璃体切割术后视力得到提高，14% 的患者需要额外激光治疗，11% 的患者需要再次手术；而接受常规治疗（PRP 或 DME 局灶性激光治疗，本研究中未使用抗 VEGF）的患者中，仅 25% 的患者视力有所提高，72% 的患者需要额外激光治疗，60% 的患者需要 PPV。这在 50 岁以上的患者中也呈现类似差异。

随着 PPV 技术的不断进步及仪器设备的持续更新，如术中广角视网膜成像系统和 25G、27G 较小规格的 PPV 仪器的应用，手术的有效性和安全性得到显著提升。但需要注意的是，PPV 仍存在一定固有风险，有研究指出，4% 的 PDR 患者在使用 23G 仪器行 PPV 治疗 PDR 期间，发生医源性视网膜裂孔。因此，对于视力良好的 PDR 患眼，在选择 PPV 治疗时，临床医生应谨慎权衡手术与其他治疗方法的利弊。目前，虽缺乏足够数据支持 PPV 广泛应用于无玻璃体积血或牵拉性视网膜脱离的 PDR 患者，但基于其治疗机制的合理性及手术技术和设备的不断优化，未来 PPV 治疗早期 PDR 有望成为被广泛认可的有效手段。

在 PPV 联合抗 VEGF 治疗方面，《玻璃体切割手术治疗 2 型糖尿病视网膜病变专家共识》2024 年版对 PDR 患者行 PPV 治疗时，在围手术期注射抗 VEGF 药物给予了中等推荐。然而，关于抗 VEGF 药物是在 PPV 术前应用还是术后应用，目前尚未形成统一规范，仍需更多临床研究加以明确。

24. 增生性糖尿病视网膜病变诊疗进展与临床决策要点

尽管 PDR 在全球范围内仍是严重威胁视力的疾病，但随着诊疗技术的飞速发展，包括先进诊疗仪器的不断涌现、高效治疗药物的研发上市及 PPV 仪器的持续革新，我们在 PDR 的诊断与治疗领域已取得重大突破。

广角视网膜成像系统（ultra-widefield imaging，UWF）虽并非PDR监测的必备条件，但其在PDR诊断、预后评估及随诊过程中展现出了卓越的实用性与强大效能，能够为临床决策提供更全面、准确的信息。当前，我们对PDR的管理与治疗模式正处于动态发展阶段。综合多维度数据分析，制定个体化精准治疗方案，即针对每一位PDR患者的具体病情、身体状况、生活习惯及治疗依从性等因素，量身制定最适宜、最有效的治疗策略，已成为当下PDR治疗的核心要点与发展趋势。

若患者随访依从性良好，能严格遵循医嘱按时复诊，同时伴有DME，或尚未达到高危PDR标准，那么抗VEGF单一疗法有可能为其带来最佳的长期视觉预后。然而，对于高危PDR患者，或是那些随访不及时、依从性差的患者，抗VEGF治疗联合PRP的治疗方案则更为契合。该联合方案可实现优势互补，更有效地控制病情进展，降低视力丧失的风险。

当现有的医疗干预手段难以稳定PDR患者的病情，疾病呈现持续活跃进展态势，药物及PRP治疗无法达到理想控制效果时，及时考虑手术治疗不失为明智之举。在某些特定情况下，PPV可作为PDR治疗的首选方案，为患者争取保存视力的机会。

值得强调的是，PDR的治疗是一项长期而艰巨的系统工程。除了针对眼部病变的专科治疗外，积极控制全身性疾病，如严格调控血糖、血压、血脂等各项身体指标，对于延缓PDR的进展、改善整体预后同样至关重要,应将其贯穿于 PDR 治疗的始终。

(张中宇)

参考文献

[1] Diabetic Retinopathy Study Research Group. Preliminary report on effects of photocoagulation therapy. American journal of ophthalmology, 1976, 81: 383-396.

[2] GROSS J G, GLASSMAN A R, JAMPOL L M, et al. Panretinal photocoagulation *vs.* intravitreous ranibizumab for proliferative diabetic retinopathy: a randomized clinical trial. JAMA, 2015, 314(20): 2137-2146.

[3] SUN J K, GLASSMAN A R, BEAULIEU W T, et al. Rationale and application of the Protocol S anti-vascular endothelial growth factor algorithm for proliferative diabetic retinopathy. Ophthalmology, 2019, 126(1): 87-95.

[4] GROSS J G, GLASSMAN A R, LIU D, et al. Five-year outcomes of panretinal photocoagulation *vs.* intravitreous ranibizumab for proliferative diabetic retinopathy: a randomized clinical trial. JAMA Ophthalmology, 2018, 136(10): 1138-1148.

[5] LEE H J, KANG T S, KWAK B S L. Long-term effect of panretinal photocoagulation on spectral domain optical coherence tomography measurements in diabetic retinopathy. Current eye research, 2017, 42(8): 1169-1173.

[6] LANG G E, STAHL A, VOEGELER J, et al. Efficacy and safety of ranibizumab with or without panretinal laser photocoagulation versus laser photocoagulation alone in proliferative diabetic retinopathy: the PRIDE study. Acta ophthalmologica, 2020, 98(6): e530-e539.

[7] FIGUEIRA J, FLETCHER E, MASSIN P, et al. Ranibizumab plus panretinal photocoagulation versus panretinal photocoagulation alone for high-risk proliferative diabetic retinopathy (PROTEUS study). Ophthalmology, 2018, 125(5): 691-700.

[8] 中华医学会眼科学分会眼底病学组,中国医师协会眼科医师分会眼底病专委会. 玻璃体切割手术治疗2型糖尿病视网膜病变专家共识. 中华眼底病杂志, 2024, 40(9): 663-684.

[9] ANTOSZYK A N, GLASSMAN A R, BEAULIEU W T, et al. Effect of intravitreous aflibercept *vs.* vitrectomy with panretinal photocoagulation on visual acuity in patients with vitreous hemorrhage from proliferative diabetic retinopathy: a randomized clinical trial. JAMA, 2020, 324(23): 2383-2395.

[10] BERROCAL M H, ACABA-BERROCAL L, ACABA A M. Long-term outcomes of same patient eyes treated with pars plana vitrectomy in one eye and conventional treatment in the other for complications of proliferative diabetic retinopathy. Journal of clinical medicine, 2022, 11(19): 5399.

[11] CHOOVUTHAYAKORN J, KHUNSONGKIET P, PATIKULSILA D, et al. Characteristics and outcomes of pars plana vitrectomy for proliferative diabetic retinopathy patients in a limited resource tertiary center over an eight-year period. Journal of ophthalmology, 2019: 9481902.

糖尿病性黄斑水肿的病理机制及治疗方案

25. 糖尿病性黄斑水肿临床现状与治疗挑战

据估计，2021 年全球 20～79 岁人群糖尿病患病率为 10.5%（5.366 亿人），预计 2045 年将升至 12.2%（7.832 亿人）。DR 作为糖尿病的主要并发症，是视力下降的首要原因之一，其视力威胁阶段主要包括 PDR 伴牵拉性视网膜脱离、玻璃体积血、新生血管性青光眼及 DME。一项 Meta 分析显示，在 22 896 例糖尿病患者中，DR 的患病率为 10.2%，而 DME 的患病率为 6.81%。作为除 PDR 外最常见的视网膜病变，DME 是导致 PDR 患者视力下降的重要因素。

近年来，玻璃体内注射抗 VEGF 药物已成为全球公认的 DME 一线治疗方案，但其复发率高，需频繁注射以维持疗效。研究表明，即使经过多次抗 VEGF 注射，仍有 31.6%～65.6% 的患者存在持续性 DME，这一现状凸显了优化治疗策略的迫切性。

26. 糖尿病视网膜病变与糖尿病性黄斑水肿的发病机制：神经血管单位损伤的核心作用

视网膜细胞通过相互作用维持微环境稳态和正常功能，而糖尿病相关视网膜功能障碍的核心机制被认为是视网膜神经血管单位（neurovascular unit，NVU）的损伤。NVU 由神经细胞（神经节细胞、无长突细胞、水平细胞、双极细胞）、神经胶质细胞（Müller 细胞、小胶质细胞、星形胶质细胞）及血管细胞（内皮细胞、周细胞、基底膜）组成，其中神经胶质细胞、周细胞与神经元的协同作用是血-视网膜屏障形成和维持的关键，可调控液体及血源性代谢物向神经实质的转运。

在 OCT 图像中，DME 的生物标志物为疾病评估和治疗提供了重要依据。视网膜外层 OCT 图像可反映光感受器状态，其中外界膜（external limiting membrane，ELM）的完整性（连续或断裂）与视力显著相关。研究证实，在 DME 患者中，椭圆体带（ellipsoid zone，EZ）的完整性与 BCVA 的相关性，强于黄斑中央凹厚度与 BCVA 的相关性。具体而言，EZ 完全连续的患者在黄斑水肿治疗后视力预后优于 EZ 断裂者；EZ 破坏还与 DME 患者局部光敏感度显著降低相关，是术前视力的重要预测指标。此外，ELM 和 EZ 可作为评估中央凹光感受器层正常性的标志物，与 DME 患者治疗后的最终视力密切相关，且有研究显示抗 VEGF 治疗可改善 EZ 的完整性。

OCT图像中的EZ代表光感受器内段线粒体的聚集，是内、外光感受器段的连接结构；ELM位于感光细胞层与包含视锥细胞和杆状光感受器细胞核的外核层之间。EZ或ELM的破坏均提示视网膜神经元损伤。

在NVU中，血管系统与神经系统紧密关联：血管病变引发水肿时，神经病变会进一步加重；若水肿持续存在，可进展为不可逆性神经病变。因此，抑制黄斑区血管病变及高通透性、维持无水肿微环境，是促进NVU正常化和实现神经保护的关键。此外，黄斑水肿的有效治疗可改善受损的EZ及神经元损伤，并促进感光细胞层外段的再生。

27. 糖尿病性黄斑水肿的抗血管内皮生长因子治疗：药物特性与临床应用策略

抗VEGF治疗已被确立为DME的一线方案。临床前及临床研究均证实，VEGF是DME及PDR的关键致病介质，基于此开发的抗VEGF药物经大规模临床试验验证，对DME具有明确疗效。目前用于DME治疗的抗VEGF药物主要包括雷珠单抗、阿柏西普、贝伐珠单抗、法瑞西单抗和布罗珠单抗，其分子特征与临床应用各有特点（具体分子结构差异可参考相关药物分子结构图谱）。需注意的是，药物的可及性存在地区差异，部分药物可能在特定国家或地区未获批准或应用较少，且未来新型药物的问世可能进一步改变现有治疗格局。

(1) 雷珠单抗

雷珠单抗是针对 VEGF 的人源化单克隆抗体抗原结合片段（fragment antigen binding, Fab），可特异性抑制参与新生血管形成及血管渗漏的 VEGF-A。与全长免疫球蛋白 G（IgG，分子量为 150 kDa）相比，其分子量仅为 48 kDa，较低的分子量使其组织扩散能力更强。Fab 可快速且完全渗透至视网膜，而多数 IgG 分子易被内界膜（inner limiting membrane, ILM）或外丛状层阻断。

RISE 和 RIDE 研究已证实雷珠单抗治疗 DME 的临床疗效。与贝伐珠单抗、阿柏西普不同，雷珠单抗不会显著降低血浆 VEGF 的水平。但这一特性提示雷珠单抗的全身不良事件风险可能相对较低。

(2) 阿柏西普

阿柏西普是一种重组融合蛋白（分子量为 115×10^3），由人 IgG1 的可结晶片段（fragment crystallizable, Fc）与血管内皮生长因子受体-1（VEGFR-1）和血管内皮生长因子受体-2（VEGFR-2）的第二、第三胞外结构域组成。其分子可竞争性结合所有 VEGF-A、VEGF-B 亚型，且亲和力高于天然受体，同时还能结合胎盘生长因子（placenta growth factor, PLGF）——PlGF-1 和 PlGF-2（VEGF 家族成员，可能诱导视网膜新生血管形成），其中与 VEGF-A 的结合能力最强。

一项为期 2 年的前瞻性研究对比了玻璃体内注射阿柏西普、贝伐珠单抗和雷珠单抗的疗效,结果显示 3 种药物均可改善中心受累 DME 患者的视力,且改善程度与基线视力相关:当基线视力较差(≤20/50)时,阿柏西普对患者的视力改善效果更显著。

(3) 贝伐珠单抗

贝伐珠单抗因疗效明确且成本较低,在全球范围内被广泛用于治疗 DME。其为重组人源化单克隆 IgG 抗体,含 2 个抗原结合域,可特异性抑制 VEGF-A。该药最初用于结直肠癌、非小细胞肺癌等恶性肿瘤的治疗,目前仍应用在肿瘤领域,其分子量为 $149×10^3$,终末半衰期约为 20 天。尽管贝伐珠单抗治疗 DME 的效果略逊于阿柏西普,但较低的成本使其成为许多患者的优先选择。

(4) 法瑞西单抗

法瑞西单抗是一种人源化双特异性单克隆抗体,可同时靶向 VEGF-A 和血管生成素(angiopoietin,Ang)-2,分子量为 $149×10^3$。Ang 家族与酪氨酸激酶含免疫球蛋白样和表皮生长因子同源结构域信号通路是维持视网膜血管稳定性的关键:生理状态下,Ang-1 通过 Tie2 受体介导内皮细胞存活及细胞连接完整性;而在视网膜血管疾病中,Ang-2 上调并竞争性抑制 Ang-1 与 Tie2 的结合,中和其血管保护作用,导致内皮细胞不稳定。

法瑞西单抗与 VEGF-A165、VEGF-A121 的结合亲和力与雷珠单抗相当，但低于阿柏西普，其独特优势在于同时阻断 VEGF-A 和 Ang-2 这两个影响视网膜血管通透性与稳定性的关键因子，故可能具有不同于其他抗 VEGF 药物的治疗效应。此外，其 Fc 区域经工程化改造后，可消除与所有 Fcγ 受体（Fcγ receptor，FcγR）及新生儿 Fc 受体（neonatal Fc receptor，FcRn）的结合；与 FcγR 结合的阻断可避免补体依赖性细胞毒性、抗体依赖性细胞毒性及抗体依赖性细胞吞噬作用；与 FcRn 结合的缺失则缩短了血清半衰期（因 FcRn 可保护 IgG 免于溶酶体降解），加速全身清除，从而降低心血管事件等全身不良反应风险。

(5) 布罗珠单抗

布罗珠单抗是一种人源化抗 VEGF 单克隆抗体单链可变片段，可抑制所有 VEGF-A 亚型与 VEGFR-1、VEGFR-2 的结合，其分子量仅为 26×10^3，远低于雷珠单抗，组织渗透性更强。动物实验显示，与雷珠单抗相比，布罗珠单抗在兔视网膜中的暴露量高达 2.2 倍，在视网膜色素上皮（retinal pigment epithelium，RPE）-脉络膜的暴露量高达 1.7 倍；在猴眼内达最大视网膜浓度的时间为 1~6 小时，快于雷珠单抗（6 小时）和阿柏西普（24 小时）。此外，其低分子量结合高临床有效剂量（6.0 mg）是显著特点——与其他抗 VEGF 药物（有效剂量为 0.5~2.0 mg）相比，每次注射的分子数可增加 11~22 倍。

多项双盲、多中心、随机对照试验对比了布罗珠单抗与阿柏西普治疗 DME 的疗效与安全性，结果显示布罗珠单抗疗效不劣于阿柏西普，且注射次数更少。但需注意的是，该药可能引发严重眼内不良反应（如眼内炎症、视网膜血管炎），尽管在 DME 临床试验中其严重眼部不良事件发生率与阿柏西普无显著差异，临床应用仍需谨慎。

28. 糖尿病性黄斑水肿的局部皮质类固醇治疗：定位、药物选择与临床转换策略

局部皮质类固醇治疗 DME 的临床价值已得到证实，但其应用受限于白内障进展及 BCVA 改善不足等问题。研究表明，在特定人群（如假晶状体眼）中，类固醇治疗效果与抗 VEGF 治疗效果相当。目前用于 DME 的局部类固醇药物包括地塞米松（dexamethasone，DEX）、醋酸氟轻松（fluocinolone acetonide，FA）和曲安奈德（triamcinolone acetonide，TA），给药方式涵盖玻璃体内注射、肌腱下注射及缓释植入物，其有效性和安全性已获多项研究支持。总体而言，类固醇治疗虽能在一定程度上改善 BCVA 和黄斑水肿，但白内障进展、眼压升高等不良事件的发生率显著高于激光对照组及抗 VEGF 治疗组，且目前尚无类固醇药物间不良事件的直接对比研究。值得注意的是，接受类固醇治疗的患者中，青光眼手术的需求仍属少见。

一项 Meta 分析对比了 DEX 植入物、FA 植入物和 TA 注射的疗效，结果显示三类玻璃体腔内用皮质类固醇均能有效治疗 DME，且较高剂量（TA ≥ 4 mg、FA 植入物 0.5 μg/d、DEX 植入

物 700 μg）对 BCVA 的改善更显著；同时证实 TA 注射在改善 BCVA 或降低黄斑中央凹厚度方面不劣于 FA 或 DEX 植入物。欧洲视网膜专家协会（European Society of Retina Specialists，EURETINA）研究建议：三类玻璃体腔内用皮质类固醇中，DEX 可作为首选，FA 适用于对其他治疗无反应的慢性黄斑水肿患者；而 TA 因尚未获部分适应证批准且易导致眼压升高和白内障，仅推荐用于无法获取已批准药物的患者。此外，2017 年美国糖尿病学会（American Diabetes Association，ADA）及 EURETINA 指南均认可 DEX 植入物、FA 植入物和 TA 对 DME 的疗效，但鉴于患者视力预后较差且存在发生类固醇相关不良事件的风险，它们极少作为中心受累 DME 患者的一线治疗方案。不过，对于视力良好的严重糖尿病视网膜病变患者，术前单次肌腱下注射 TA 可预防 PRP 诱导的中央凹增厚及视力损伤。

（1）玻璃体内注射曲安奈德

ETDRS 证实，氩激光光凝可降低 CSME 患者视力下降的风险，是 CSME 的传统治疗方法。而玻璃体内注射曲安奈德（intravitreal triamcinolone acetonide，IVTA）被证实对常规黄斑激光治疗难治性病例有效，一项前瞻性随机双盲临床试验显示，IVTA 在短期内对 DME 眼安全有效。

多项随机对照研究对比了不同剂量 IVTA 治疗 CSME 的安全性和有效性，多数研究认为，较高剂量 TA（≥8 mg）更易改善中央视网膜厚度（central retinal thickness，CRT）和 BCVA，且能延长患者视觉获益的持续时间。值得注意的是，多数研究及一项 Meta 分析均发现，眼压升高与 IVTA 的剂量无关。

（2）肌腱下注射曲安奈德

尽管 IVTA 能有效缓解 DME，但其存在急性感染性眼内炎、假性眼内炎等风险。肌腱下注射曲安奈德（subtenon triamcinolone acetonide，STTA）已被用于治疗 Irvine-Gass 综合征、葡萄膜炎相关黄斑水肿，早期研究显示其对 DME 也有效。对照研究表明，3 个月内 IVTA 在改善视力和 CRT 方面显著优于 STTA，但 6 个月时两者疗效无显著差异，均需再次治疗；安全性方面，STTA 虽也存在眼压升高的风险，但眼压 > 30 mmHg 的发生率及抗青光眼药物的使用率均显著低于 IVTA 组。

（3）玻璃体腔内缓释类固醇植入物

DEX 和 FA 可制成玻璃体腔内缓释植入物，多项研究证实其能持续有效控制 DME，为需长期治疗的患者提供了新选择。

（4）从抗血管内皮生长因子治疗向类固醇治疗的转换策略

类固醇治疗虽疗效可与抗 VEGF 相当，但因无法规避眼压升高和白内障加重风险，故不作为一线治疗，目前抗 VEGF 治疗仍是 DME 的首选方案。然而，类固醇的作用机制与抗 VEGF 治疗不同（如抑制炎症反应、稳定血-视网膜屏障），因此类固醇治疗难治性病例具有独特价值。研究显示，抗 VEGF 治疗难治性 DME 患者转换为 IVTA 治疗后，视力显著改善，CRT 明显降低；一项多中心回顾性研究进一步证实，对于抗 VEGF 治疗无效的 DME 眼，改用 DEX 植入物在 12 个月时的视力和解剖学结局显著优于继续抗 VEGF 治疗组。

（5）白内障手术中联合肌腱下注射曲安奈德或玻璃体内注射曲安奈德的价值

糖尿病患者患白内障的风险高于非糖尿病患者，且白内障术后 DME 患者眼内多种细胞因子［如 IL-6、IL-8、IL-10、IL-1β、干扰素诱导蛋白-10（interferon-inducible protein-10，IP-10）、单核细胞趋化蛋白-1（monocyte chemoattractant protein-1，MCP-1）、VEGF］显著升高。研究发现，抗 VEGF 药物无法有效维持白内障术后 CRT 的降低，而 IVTA 能持续显著降低 CRT，其机制可能与白内障术后 DME 的发病涉及 VEGF 以外的细胞因子相关，且抗 VEGF 药物对这些细胞因子的抑制作用有限。在临床实践中，DME 患者行白内障手术联合 STTA 或 IVTA 均可维持 CRT 的降低，虽然两者无显著差异，但是 IVTA 联合组在术后 BCVA 和 CRT 改善上更具优势。

29. 糖尿病性黄斑水肿激光光凝术治疗：技术迭代与临床应用策略

（1）传统聚焦（直接）/网格激光光凝术

自 1985 年疗效获证实后，聚焦（直接）/网格激光光凝术便长期作为 DME 的标准治疗方案。但临床实践显示，该治疗存在脉络膜新生血管（choroidal neovascularization，CNV）形成、激光瘢痕扩大及视网膜下纤维化等严重并发症的风险，且会破坏光感受器，可能导致中心视力显著下降。尽管其应用广泛且医生对并发症的关注度较高，但随着大规模临床试验证实抗 VEGF 的治疗效果更优，其临床应用频率已逐步降低。

聚焦（直接）/网络激光光凝术的核心是将激光光斑直接作用于荧光素渗漏部位（以微动脉瘤为主）。除上述共性并发症外，该方案还可能引发暗点，故需在距黄斑中心一定安全距离处操作。研究表明，MA 的存在与抗 VEGF 治疗难治性病例相关，因此对 MA 的治疗仍具有重要意义，目前该技术仍是临床上常用的有效激光疗法。

（2）亚阈值激光治疗

传统聚焦（直接）/网格激光光凝术虽对 DME 有效且应用广泛，但会导致视网膜瘢痕及其他严重并发症。研究证实，当激光暴露时间缩短（如 < 1 ms）时，对 RPE、神经视网膜及脉络膜毛细血管的损伤可显著减少。目前，非损伤性的亚阈值激光治疗已逐步替代网格激光，可用于改善 DME。

基于扫描激光（scanning laser，SL）的亚阈值治疗主要有两种方式：①采用模式扫描激光器（pattern scanning laser，PASCAL）设备的连续波激光短脉冲联合端点管理（endpoint management，EPM）算法；②亚阈值微脉冲激光（脉冲持续时间以 ms 为单位）。

这两种治疗可限制热量向相邻视网膜层及脉络膜层扩散（传统激光易造成更大范围热损伤），且均被证实能有效缓解 DME，同时不产生可见的视网膜结构改变。其作用机制被认为与直接刺激 RPE 相关，如亚阈值微脉冲二极管激光光凝可诱导热休克蛋白 70 的表达，通过热刺激参与 RPE 重建，进而减轻 DME。

PASCAL 与 EPM 算法：由 Topcon 公司开发的 PASCAL 系统可在短时间内输出多个激光点，配套 EPM 软件通过算法计算亚阈值激光所需能量，实现连续波激光的亚阈值作用（脉冲单位为 ms），随机临床试验证实，PASCAL 亚阈值激光与阈值激光均能提高 DME 患者视力并降低 CRT。Hamada 等研究显示，患者经该方案治疗后 CRT 显著降低，且不影响黄斑敏感性，自体荧光图像无改变，无暗点症状；Karasu 等报道其对耐抗 VEGF 治疗的 DME 患者有效。

微脉冲二极管激光：采用"开启－关闭"循环的脉冲模式（单位为 ms），治疗前需在远离黄斑的视网膜区域测试阈值功率（以无可见灼伤为标准），再以此功率进行治疗。多项非随机试验及前瞻性随机试验证实其对 DME 有效，一项随机双盲试验显示，其疗效与产生可见灼伤的标准连续波激光相当。

(3) 导航激光系统

新型 Navilas 导航激光系统配备眼动追踪激光输送功能，可实现对 MA 的精准激光照射，显著提高治疗精度。

（4）选择性视网膜治疗

Roider 等研究发现，多脉冲短氩激光可选择性凝固 RPE，同时保留邻近神经视网膜及脉络膜。Brinkmann 等证实，脉冲持续时间 ≤3 ms 的单脉冲照射可通过损伤黑素体周围微气泡致使 RPE 细胞结构破裂。其改善黄斑水肿的机制是通过 RPE 细胞愈合重建单层结构，激活 RPE 的引流功能。临床报道显示，该治疗可在 6 个月后显著改善 DME 患者的 BCVA 和 CRT。

（5）激光光凝与抗血管内皮生长因子药物的联合治疗

激光光凝虽对 DME 有效，但疗效不及抗 VEGF 单药治疗。目前多项研究对比了抗 VEGF 单药治疗与其联合激光光凝的效果，旨在明确激光治疗的附加价值。

30. 糖尿病性黄斑水肿的玻璃体切割术：临床定位与技术创新

PPV 在抗 VEGF 药物应用前，是治疗 DME 的有效且被广泛采用的术式，其核心机制是解除玻璃体对黄斑的牵拉，从而改善黄斑水肿。该手术适用于合并糖尿病性黄斑牵拉及玻璃体牵拉相关性黄斑水肿的患眼。研究显示，对 DME 患者行玻璃体切割术并促成玻璃体后脱离后，多数患眼的黄斑水肿消退，视力得到改善。在未发生玻璃体后脱离的患眼中，即使无玻璃体后膜增厚，玻璃体牵拉仍可能加重黄斑水肿。

(1) 玻璃体切割术在经抗血管内皮生长因子治疗的难治性糖尿病性黄斑水肿中的临床价值

抗 VEGF 药物因疗效明确而成为 DME 的一线治疗方案后，玻璃体切割术的应用范围明显缩小，现仅用于少数病例。研究表明，即便存在玻璃体后膜增厚或玻璃体黄斑牵拉，抗 VEGF 治疗在视力改善方面仍优于玻璃体切割术。因此，从降低并发症发生风险的角度而言，除非患者玻璃体后膜明显增厚，初始选择抗 VEGF 治疗更合理。

玻璃体切割术对经抗 VEGF 治疗无效或多次复发的 DME 患者具有明确疗效，可作为此类患者的适宜选择。临床证实，玻璃体切割术联合术中地塞米松植入能实现患者满意的长期结局，且可减少眼内注射次数。

(2) 难治性糖尿病性黄斑水肿的新型外科技术探索

多项研究证实，新型外科手术对经抗 VEGF 治疗无效的囊样黄斑水肿（cystoid macular edema，CME）有效。Tachi 等报道了囊切开术治疗糖尿病性 CME 的效果；Singh、Asahina 等也证实囊样穿刺或囊切开术对难治性糖尿病性 CME 有效。Imai 等发现，部分患者囊样病灶中存在富含纤维蛋白原的成分，完整切除这些病灶可有效治疗 CME。Morizane 等提出的术式对弥漫性 DME 有效，但对 CME 无效：该术式在玻璃体切割术后，以 38 号针头向视网膜下间隙注射平衡盐溶液，使黄斑形成小范围视网膜脱离，术毕前行液-气交换。研究显示，这种计划性中央凹脱离技术可促进黄斑水肿快速消退，有助于提升视力。此外，雷珠单抗视网膜下注射的疗效也被报道，该方法可发挥雷珠单抗对 DME 的治疗作用，有望增强疗效。

31. 糖尿病性黄斑水肿的全身用药策略：疗效评估与风险考量

临床中，部分口服药物已被证实对 DME 具有治疗作用，但也有一些药物可能加剧 DME，临床应用中需加以区分与权衡。

研究表明，吡格列酮及胰岛素制剂可能有使黄斑水肿加重的风险；索马鲁肽虽存在促进视网膜病变进展的潜在风险，但尚未发现其可诱发黄斑水肿；此外，缺氧诱导因子——脯氨酰羟化酶抑制剂被认为与视网膜出血、黄斑水肿等不良事件显著相关。

与之相对，钠-葡萄糖协同转运蛋白（sodium-dependent glucose transporters，SGLT）2 抑制剂和非诺贝特类药物对 DME 具有明确改善作用，且相关证据等级较高。

（1）SGLT2 抑制剂

肾小球滤过的葡萄糖中，约 90% 在近端肾小管起始段（S1 段）通过 SGLT2 重吸收，剩余部分则在远端曲段及直段通过 SGLT1 重吸收。SGLT2 抑制剂通过抑制 SGLT2 的葡萄糖重吸收功能，促进葡萄糖经尿液排泄，不仅可降低血糖以控制糖尿病，还具有心、肾保护作用。近些年的研究进一步证实了其对视网膜的保护作用，多项病例报告、队列研究及回顾性研究均显示，SGLT2抑制剂治疗可改善DME，但其影响DME及DR的具体机制尚未完全明确，目前认为其降糖及利尿作用本身并非主要原因。

研究发现，SGLT2不仅存在于近端肾小管，还表达于牛视网膜周细胞中，提示周细胞可能在视网膜微血管循环中充当功能性葡萄糖传感器。Hanaguri等研究显示，SGLT2抑制剂（如托格列净）可通过免疫荧光反应改善神经胶质激活及VEGF的表达；在经SGLT2抑制剂处理的db/db小鼠中，视网膜电图振荡电位的隐含时间显著缩短。Matthews等的研究证实，SGLT2抑制剂可减轻DR相关的视网膜异常，降低以白蛋白染色为指标的血管渗漏发生率，并减少模型小鼠视网膜中致病因子VEGF的表达。上述结果提示，SGLT2抑制剂可能通过直接作用于视网膜，发挥对DR及DME的改善作用。

（2）非诺贝特

非诺贝特是一种激动剂，主要通过降低甘油三酯水平、升高高密度脂蛋白胆固醇水平治疗高脂血症，其作用机制包括上调脂肪酸转运分子合成以降低游离脂肪酸水平，并通过激活过氧化物酶体增殖物激活受体α促进脂肪酸氧化。

多项随机临床试验探讨了非诺贝特与DR的关联，其中具有代表性的包括非诺贝特干预与糖尿病事件降低研究和糖尿病心血管风险控制行动研究。糖尿病心血管风险控制行动研究结果显示，非诺贝特可辅助控制血糖且能减缓视网膜病变进展，但对控制血压无增强作用；非诺贝特干预与糖尿病事件降低研究结果表明，与安慰剂组相比，非诺贝特治疗组视网膜病变进展风险显著降低，具体表现为视网膜病变分级进展≥2级、新发黄斑水肿或需双眼激光治疗等复合终点事件减少。两项研究均证实非诺贝特可降低DR的进展风险，同时也能减少DME的发生风险，但其确切疗效机制仍需进一步研究。

（3）二甲双胍

二甲双胍是糖尿病治疗的一线药物，可降低血糖且不诱发低血糖。其可能通过诱导VEGF-A mRNA剪接生成VEGF120亚型，减少VEGFR-2的激活；还可通过诱导靶向VEGF-A的微小RNA表达，抑制VEGF-A蛋白翻译。此外，二甲双胍可激活单磷酸腺苷活化蛋白激酶通路，保护光感受器细胞及RPE细胞，这种保护作用与氧化应激减轻、DNA损伤减少及线粒体能量产生增加相关。

32. 糖尿病性黄斑水肿的规范化治疗策略与推荐方案

DME的病理机制复杂，治疗手段呈多元化发展，新疗法持续涌现，治疗方案的选择范围不断扩大。由于DME患者的病史存在显著个体差异——涵盖初治患者至接受过多种药物及手术治疗的复杂患者，临床需根据具体情况制定个体化治疗方案。

抗 VEGF 治疗通常作为中心累及型 DME 的一线治疗选择。对于非中心累及型 DME，推荐采用激光光凝术（如黄斑水肿的光凝治疗）。对于初治的中心累及型 DME 患者，应优先考虑抗 VEGF 治疗。目前，抗 VEGF 药物的选择尚无明确统一标准，临床常用药物包括雷珠单抗、阿柏西普、贝伐珠单抗、法瑞西单抗、布罗珠单抗等。选择药物时，需综合评估患者的全身及眼部并发症发生风险，并充分考虑患者治疗的经济负担。

抗 VEGF 治疗的初始方案通常为每 4 周 1 次，连续 3~5 次负荷剂量（布罗珠单抗为每 6 周 1 次），后续可采用按需治疗、治疗与延长或固定间隔方案维持。

若患者存在心血管事件等全身风险或无法承担抗 VEGF 治疗的经济负担，局部皮质类固醇治疗可作为替代选择。但该治疗存在使患者白内障进展及眼压升高的风险，需对其进行密切监测。

激光光凝术与玻璃体切割术是后续可考虑的治疗手段。若黄斑水肿是 DME 的主要致病因素，针对黄斑水肿的光凝术是有效的治疗方法；若无黄斑水肿，建议采用亚阈值激光等微创方法。PPV 则适用于解除玻璃体黄斑牵拉。

对一种抗 VEGF 药物治疗无效的 DME 患者，可考虑换用其他抗 VEGF 药物（如布罗珠单抗、法瑞西单抗）。此外，需结合病理特征及既往治疗失败原因，考虑联合使用皮质类固醇、激光光凝术或 PPV。

目前，全身治疗药物仅在部分国家和地区用于治疗 DME，暂不推荐积极推广。若患者因全身性疾病需使用此类药物（且存在明确适应证），建议患者与负责全身治疗的医疗机构协作，制定联合治疗方案，以兼顾疗效与安全性。

33. 糖尿病性黄斑水肿的临床总结与展望：多维度认知与个体化治疗的必要性

DME 与 DR、视网膜血管病变及神经病变密切相关。多项研究表明，在 DR 中，神经系统改变先于血管病变，且黄斑水肿、视网膜血管异常、水肿程度与神经病变之间存在显著关联。因此，通过控制水肿实现神经保护具有重要意义，水肿的有效治疗可能会减轻或逆转神经损伤。

DME 的病理机制复杂。目前，临床上已形成多样化的治疗手段，新疗法持续研发，治疗方案的选择日益丰富。但需明确的是，DME 作为一种涉及神经功能异常的综合性病变，其治疗策略仍在不断优化，尚未形成统一的最优方案。当前临床实践中，医生需依据每个病例的具体病理特征，采用多手段联合的个体化治疗方案。

（王悦　孙大卫）

参考文献

[1] SUN H, SAEEDI P, KARURANGA S, et al. IDF diabetes atlas: global, regional and country-level diabetes prevalence estimates for 2021 and projections for 2045. Diabetes research and clinical practice, 2022, 183: 109119.

[2] NGUYEN Q D, DAS A, DO D V, et al. Brolucizumab: evolution through preclinical and clinical studies and the implications for the management of neovascular age-related macular degeneration. Ophthalmology, 2020, 127(7): 963-976.

[3] TADAYONI R, SARAROLS L, WEISSGERBER G, et al. Brolucizumab: a newly developed anti-VEGF molecule for the treatment of neovascular age-related macular degeneration. Ophthalmologica, 2021, 244(2): 93-101.

[4] LIBERSKI S, WICHROWSKA M, KOCIĘCKI J. Aflibercept versus faricimab in the treatment of neovascular age-related macular degeneration and diabetic macular edema: a review. International journal of molecular sciences, 2022, 23(16): 9424.

[5] HIRANO T, TORIYAMA Y, IESATO Y, et al. Changes in plasma vascular endothelial growth factor level after intravitreal injection of bevacizumab, aflibercept, or ranibizumab for diabetic macular edema. Retina, 2018, 38(9): 1801-1808.

[6] WYKOFF C C, ABREU F, ADAMIS A P, et al. Efficacy, durability, and safety of intravitreal faricimab with extended dosing up to every 16 weeks in patients with diabetic macular oedema (YOSEMITE and RHINE): two randomised, double-masked, phase 3 trials. The lancet, 2022, 399(10322): 741-755.

[7] JOUSSEN A M, RICCI F, PARIS L P, et al. Angiopoietin/Tie2 signalling and its role in retinal and choroidal vascular diseases: a review of preclinical data. Eye, 2021, 35(6): 1305-1316.

[8] SCHLOTTMANN P, WELLS J A, HASKOVA Z, et al. Efficacy, durability and safety of faricimab in diabetic macular edema: 2-year results from the phase 3 YOSEMITE and RHINE trials. Investigative ophthalmology & visual science, 2022, 63(14): 3850.

[9] BROWN D M, EMANUELLI A, BANDELLO F, et al. KESTREL and KITE: 52-

week results from two phase Ⅲ pivotal trials of brolucizumab for diabetic macular edema. American journal of ophthalmology, 2022, 238: 157 – 172.

[10] MONES J, SRIVASTAVA S K, JAFFE G J, et al. Risk of inflammation, retinal vasculitis, and retinal occlusion-related events with brolucizumab: post hoc review of HAWK and HARRIER. Ophthalmology, 2021, 128(8): 1050 – 1059.

[11] RITTIPHAIROJ T, MIR T A, LI T, et al. Intravitreal steroids for macular edema in diabetes. Cochrane database of systematic reviews, 2020, 11(11): CD005656.

[12] GAO L, ZHAO X, JIAO L, et al. Intravitreal corticosteroids for diabetic macular edema: a network meta-analysis of randomized controlled trials. Eye and vision, 2021, 8: 35.

[13] UWIMANA A, MA C, CHEN S, et al. Metformin therapy as a strategy to compensate anti-VEGF resistance in patients with diabetic macular edema. Medicine (Baltimore), 2022, 101(41): e31266.

[14] TERASAKI H, OGURA Y, KITANO S, et al. Management of diabetic macular edema in Japan: a review and expert opinion. Japanese journal of ophthalmology, 2018, 62(1): 1 – 23.

[15] YOSHIDA S, MURAKAMI T, NOZAKI M, et al. Review of clinical studies and recommendation for a therapeutic flow chart for diabetic macular edema. Graefe's archive for clinical and experimental ophthalmology, 2020, 259(4): 815 – 836.

[16] YAMADA Y, TAKAMURA Y, MATSUMURA T, et al. Regional variety of reduction in retinal thickness of diabetic macular edema after anti-VEGF treatment. Medicina (Kaunas), 2022, 58(7): 933.

[17] LOIS N, CAMPBELL C, WAUGH N, et al. Diabetic macular edema and diode subthreshold micropulse laser: a randomized double-masked noninferiority clinical trial. Ophthalmology, 2023, 130(1): 14 – 27.

[18] ALTINEL M G, ACIKALIN B, ALIS M G, et al. Comparison of the efficacy and safety of anti-VEGF monotherapy versus anti-VEGF therapy combined with subthreshold micropulse laser therapy for diabetic macular edema. Lasers in medical science, 2021, 36(7): 1545 – 1553.

[19] EL MATRI L, CHEBIL A, EL MATRI K, et al. Subthreshold micropulse laser adjuvant to bevacizumab versus bevacizumab monotherapy in treating diabetic macular edema: one-year-follow-up. Therapeutic advances in ophthalmology, 2021, 13: 25158414211040887.

[20] KHATTAB A M, HAGRAS S M, ABDELHAMID A, et al. Aflibercept with adjuvant micropulsed yellow laser versus aflibercept monotherapy in diabetic macular edema. Graefe's archive for clinical and experimental ophthalmology, 2019, 257(7): 1373-1380.

[21] ABOUHUSSEIN M A, GOMAA A R. Aflibercept plus micropulse laser versus aflibercept monotherapy for diabetic macular edema: 1-year results of a randomized clinical trial. International ophthalmology, 2020, 40(5): 1147-1154.

[22] KANAR H S, ARSAN A, ALTUN A, et al. Can subthreshold micropulse yellow laser treatment change the anti-vascular endothelial growth factor algorithm in diabetic macular edema? A randomized clinical trial. Indian journal of ophthalmology, 2020, 68(1): 145-151.

[23] KOUSHAN K, ESHTIAGHI A, FUNG P, et al. Treatment of diabetic macular edema with aflibercept and micropulse laser (DAM study). Clinical ophthalmology, 2022, 16: 1109-1115.

[24] TATSUMI T, TAKATSUNA Y, OSHTARI T, et al. Randomized clinical trial comparing intravitreal aflibercept combined with subthreshold laser to intravitreal aflibercept monotherapy for diabetic macular edema. Scientific reports, 2022, 12(1): 10672.

[25] HU Y, XU Q, LI H, et al. Dapagliflozin reduces apoptosis of diabetic retina and human retinal microvascular endothelial cells through ERK1/2/cPLA2/AA/ROS pathway independent of hypoglycemic. Frontiers in pharmacology, 2022, 13: 827896.

[26] MATTHEWS J, HERAT L, ROONEY J, et al. Determining the role of SGLT2 inhibition with empagliflozin in the development of diabetic retinopathy. Bioscience reports, 2022, 42(1): BSR20212209.

[27] XU L, KONG L, WANG J, et al. Stimulation of AMPK prevents degeneration of photoreceptors and the retinal pigment epithelium. Proceedings of the national academy of sciences of the United States of America, 2018, 115(42): 10475-10480.

玻璃体内注射药物的作用及不良反应

34. 单抗类药物——雷珠单抗

(1) 成分

化学名称：G1，抗VEGF的Fab（人-鼠单克隆rhuFabV2y1片段）。

(2) 适应证

适用于治疗糖尿病患者由DME引发的视力损害；也可用于治疗DR，涵盖PDR及中重度至重度NPDR。

(3) 作用机制

雷珠单抗作为一种人源化重组单克隆抗体片段（Fab），能靶向抑制人VEGF-A。它对VEGF-A亚型（VEGF110、VEGF121和VEGF165）具有较高亲和力，可阻断VEGF-A与其受体VEGFR-1和VEGFR-2的结合。VEGF-A与受体结合会引发血管内皮细胞增殖、新生血管形成及血管渗漏，这些都是新生血管性年龄相关性黄斑变性、DME 导致的视力损害及 CNV（包括继发于病理性近视的 CNV）进展的相关因素。

（4）不良反应

临床试验中出现的药物不良反应详见表 3。

表 3 单抗类药物临床试验中发生的药物不良反应

疾病分类	发生频次	不良反应
感染和传染	非常常见	鼻咽炎
	常见	流感、尿路感染*
血液和淋巴系统疾病	常见	贫血
精神疾病	常见	焦虑
神经系统疾病	非常常见	头痛
	常见	脑卒中
眼部疾病	非常常见	眼内炎症、玻璃体炎、玻璃体脱离、视网膜出血、视觉障碍、眼痛、玻璃体漂浮物、结膜出血、眼部刺激、眼异物感、流泪增加、睑缘炎、干眼、眼充血、眼瘙痒
	常见	视网膜变性、视网膜异常、视网膜脱离、视网膜撕裂、视网膜色素上皮脱离、视网膜色素上皮撕裂、视力下降、玻璃体积血、玻璃体异常、眼葡萄膜炎、虹膜炎、虹膜睫状体炎、白内障、后囊下白内障、后囊膜混浊、点状角膜炎、角膜上皮擦伤、前房闪辉、视力模糊、注射部位出血、眼部出血、结膜炎、过敏性结膜炎、眼分泌物、闪光幻觉、畏光、眼部不适、眼睑痛与眼睑水肿、结膜充血

续表

疾病分类	发生频次	不良反应
	不常见	眼内炎、前房积脓、前房积血、角膜病、虹膜粘连、角膜沉积物和角膜水肿、角膜皱褶、注射部位疼痛、注射部位刺激、眼内感觉异常、失明、眼睑刺激
呼吸、胸廓和纵隔疾病	常见	咳嗽
胃肠道疾病	常见	恶心
皮肤和皮下组织疾病	常见	过敏反应（皮疹、荨麻疹、瘙痒和红斑）
肌肉骨骼和结缔组织疾病	非常常见	关节痛
检查发现	非常常见	眼内压升高

注：* 仅在 DME 人群中观察到。

（5）临床应用案例

39 岁男性 DME 患者，眼底检查发现双眼黄斑水肿。FFA（图 9A）显示双眼黄斑中央凹渗漏。对患者双眼进行 2 次雷珠单抗玻璃体内注射后，FFA（图 9B）显示双眼黄斑中央凹渗漏明显减少。光谱域光学相干断层扫描（spectral domain optical coherence tomography，SD-OCT）（图 10A，图 10B）显示存在 CME。双眼玻璃体内注射雷珠单抗后，眼底状况显著改善。1 个月后再次注射，SD-OCT（图 10C，图 10D）显示双眼情况均显著好转（DME 消除，CME 显著改善）。

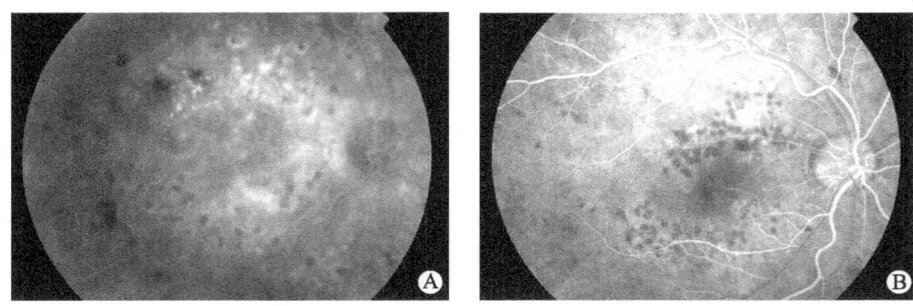

图9　39岁男性患者的FFA图像

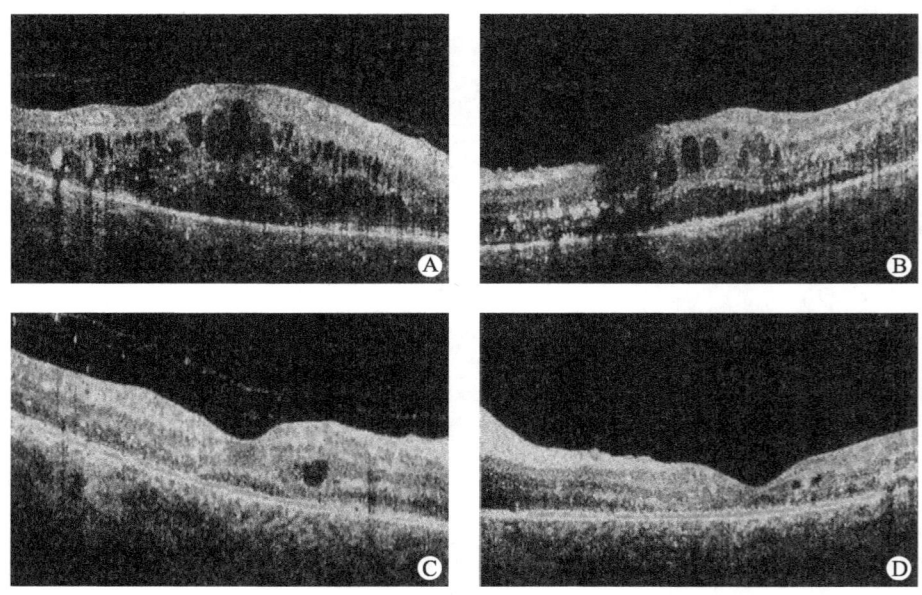

图10　39岁男性患者的SD-OCT图像

35. 融合蛋白类——阿柏西普、康柏西普

（1）成分

利用中国仓鼠卵巢（Chinese hamster ovary，CHO）细胞系统

生产的重组融合蛋白，由人 VEGF R-1 的免疫球蛋白样区域 2、VEGF R-2 的免疫球蛋白样区域 3 和 VEGF R-2 的免疫球蛋白样区域 4 与人免疫球蛋白 Fc 融合而成。

(2) 适应证

适用于治疗糖尿病患者因 DME 导致的视力损害；也可用于治疗 DR，包括 PDR 及中重度至重度 NPDR。

(3) 作用机制

VEGF-A 和 PlGF 均为血管生成因子 VEGF 家族成员，是内皮细胞的促有丝分裂因子、趋化因子及血管通透性因子。VEGF 通过内皮细胞表面的 VEGFR-1 和 VEGFR-2 这两种酪氨酸激酶受体发挥作用；PlGF 仅与 VEGFR-1 结合，且 VEGFR-1 也在白细胞表面表达。VEGF-A 对上述受体的过度激活，会引发病理性新生血管形成及血管通透性增加。

融合蛋白类药物作为可与 VEGF-A、PlGF 结合的可溶性诱骗受体，能抑制内源性 VEGF 受体与 VEGF-A、PlGF 的结合及激活，从而阻断相关病理进程。

(4) 不良反应

玻璃体内注射时，与注射操作相关的眼部严重不良反应发生率低于 1/1900，包括失明、眼内炎、视网膜脱离、外伤性白内障、玻璃体积血、玻璃体脱离、眼内压升高。

其不良反应（表 4）：结膜出血（25%）、视力下降（11%）、眼痛（10%）、白内障（8%）、眼内压升高（8%）、玻璃体脱离（7%）、玻璃体飞蚊症（7%）。

(5) 临床应用案例

案例 1：62 岁女性患者，左眼 DME。首次发病时，SD-OCT 显示弥漫性中心累及黄斑区及视网膜下积液（图 11A）；玻璃体内注射抗 VEGF 药物 1 个月后，SD-OCT 显示视网膜下积液消失，黄斑厚度下降（图 11B）。

表 4 融合蛋白类药物引起的不良反应

系统/器官分类	非常常见	常见	少见	罕见
免疫系统			超敏反应	
眼部	结膜出血	视网膜色素上皮撕裂	眼内炎	盲
	视力下降	视网膜色素上皮脱离	视网膜脱离	外伤性白内障
	眼痛	视网膜变性	视网膜破裂	玻璃体炎
		皮质性白内障	虹膜炎	前房积脓
		核性白内障	葡萄膜炎	
		囊内性白内障	虹膜睫状体炎	
		角膜糜烂	晶体混浊	
		角膜磨损	角膜上皮缺损	
		眼内压升高	注射部位刺激	
		视物模糊	眼感觉异常	
		玻璃体积血	眼睑刺激	
		玻璃体飞蚊症	前房闪辉	
		玻璃体脱离	角膜水肿	
		注射部位疼痛		
		注射部位出血		
		眼部异物感		
		流泪增加		
		眼睑水肿		
		点状角膜炎		
		结膜充血		
		眼部充血		

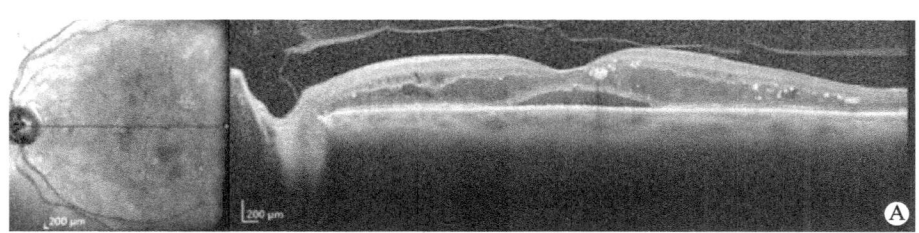
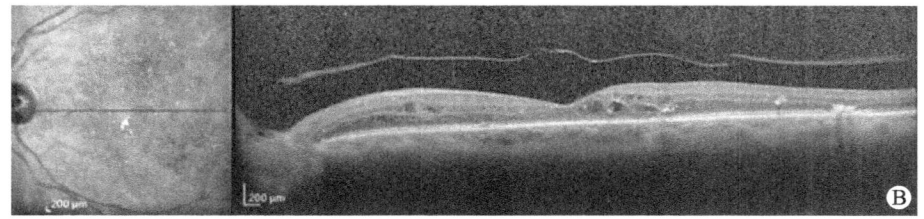

图 11　62 岁女性患者的 SD-OCT 图像

案例 2：5 岁男性 1 型糖尿病合并 NPDR 患者的基线及每次注射抗 VEGF 药物后的 OCTA 多扫描视图中，箭头显示血管血流及中浅层毛细血管丛渗出物（图 12）。

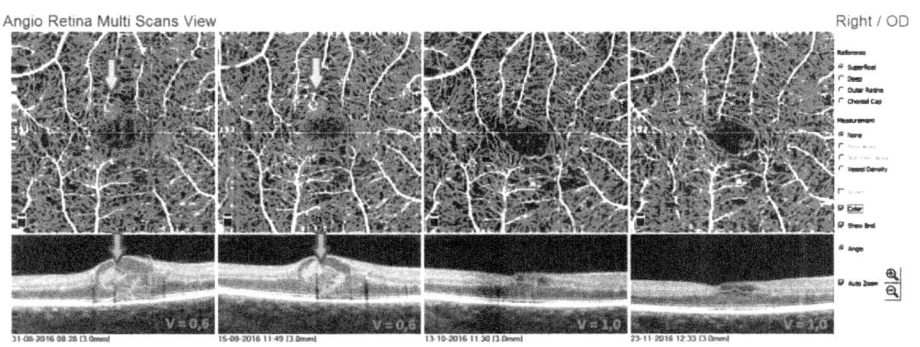

图 12　5 岁男性患者的 OCTA 图像

案例 3：52 岁男性 1 型糖尿病患者，玻璃体内注射阿柏西普前后的 OCTA 多扫描图显示深层毛细血管丛，渗出物和水肿囊肿改变了毛细血管漩涡的规则结构；第 3 次注射后 OCTA 显示囊性改变减少（图 13）。

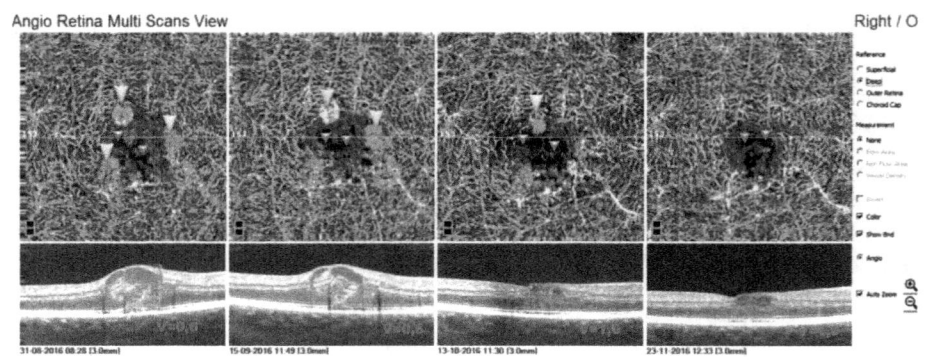

图 13　52 岁男性患者的 OCTA 图像

36. 激素类——地塞米松玻璃体内植入剂

（1）成分

本品的活性成分为地塞米松。

（2）适应证

适用于成年糖尿病患者的 DME。

（3）作用机制

通过抑制多种炎性细胞因子来发挥抗炎作用，进而减少水肿、纤维蛋白沉积、毛细血管渗漏及炎性细胞迁移，以此改善 DME 相关症状。

（4）不良反应（表5）

表5 地塞米松玻璃体内植入剂引起的不良反应

系统/器官分类	发生频率	不良反应
神经系统	常见	头痛
眼部	常见	眼压升高、结膜出血、高眼压症、玻璃体脱离、白内障、玻璃体积血、视力障碍、玻璃体混浊、眼痛、闪光感、结膜水肿、前房细胞、结膜充血、视网膜裂孔、视网膜脱离、前房闪辉、青光眼、眼内炎、坏死性视网膜炎
	不常见	伴或不伴角膜水肿的药物移位（植入剂移位）、导致眼组织损伤的植入剂嵌入并发症（植入剂错位）

（5）临床应用案例

案例1：地塞米松玻璃体内植入剂（DEX-I）植入前的OCT图像显示巨大外核层囊肿、小的内核层囊肿和破坏的椭圆体区/交错区层（图14A）。DEX-I植入7周后的OCT图像（图14B）可见外核层、内核层囊肿及中央凹下脉络膜厚度明显改善。

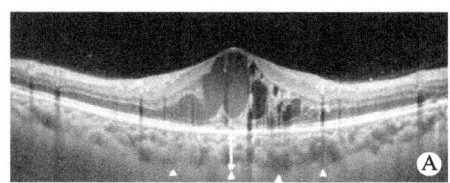
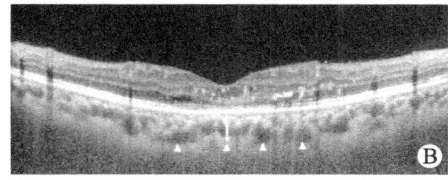

图14 DEX-I植入前后的OCT图像

案例2：DEX-I植入前，OCT图像可见视网膜神经上皮层局限性脱离，下方可见液性暗区（图15A），外核层和内核层可见多个囊腔（图15B）；DEX-I植入后，OCT图像显示神经上皮层局限性脱离较前明显改善，外界膜-椭圆体层的连续性完整（图15C），外核层和内核层囊腔较前明显改善（图15D）。

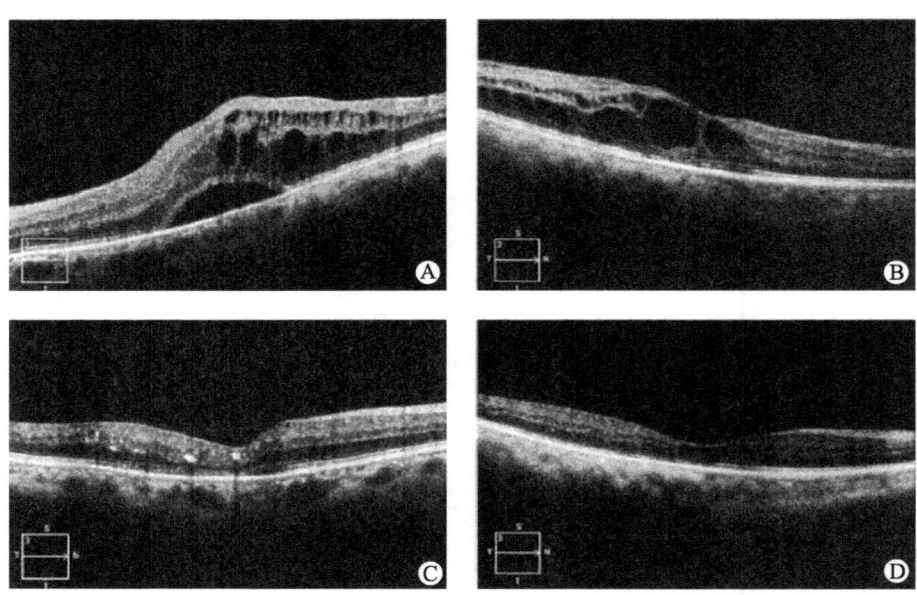

图15　DEX-I植入前后的OCT图像

案例3：DEX-I植入前，视网膜可见大量出血点及硬性渗出（图16A，图16B），黄斑区结构紊乱，视网膜内点状高反射，视网膜外丛状层、外核层脂质沉着（图16C）。DEX-I植入后，视网膜出血点及硬性渗出较前明显减少（图16D，图16E），黄斑区结构明显改善（图16F）。

案例4：1例完成PPV的DME患者在进行DEX-I治疗前后的OCT视网膜图像。依次显示了治疗前，以及接受了2次PPV并在

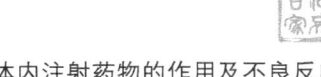

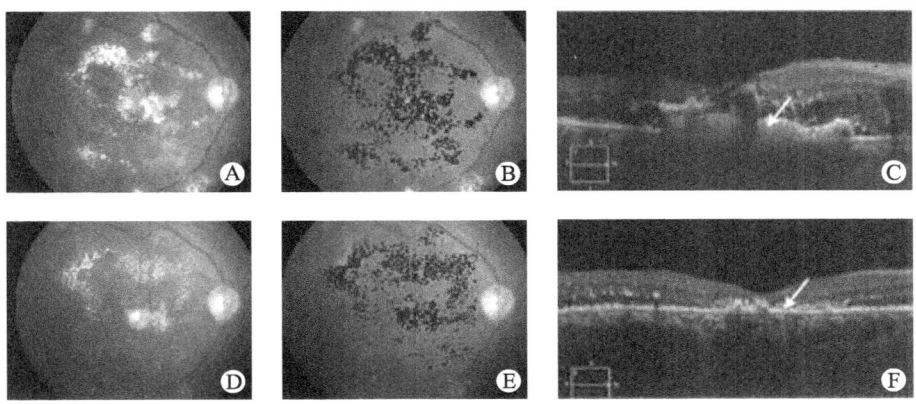

图 16　DEX-I 植入前后的 FFA 和 OCT 图像

第 2 次 PPV 时接受了 DEX-I 治疗（第 1 周、第 8 周、第 13 周、第 20 周、第 26 周）后的视网膜状态（图 17），在接受 DEX-I 治疗后的第 8 周视网膜中央厚度及 BCVA 的改善达到最佳状态。

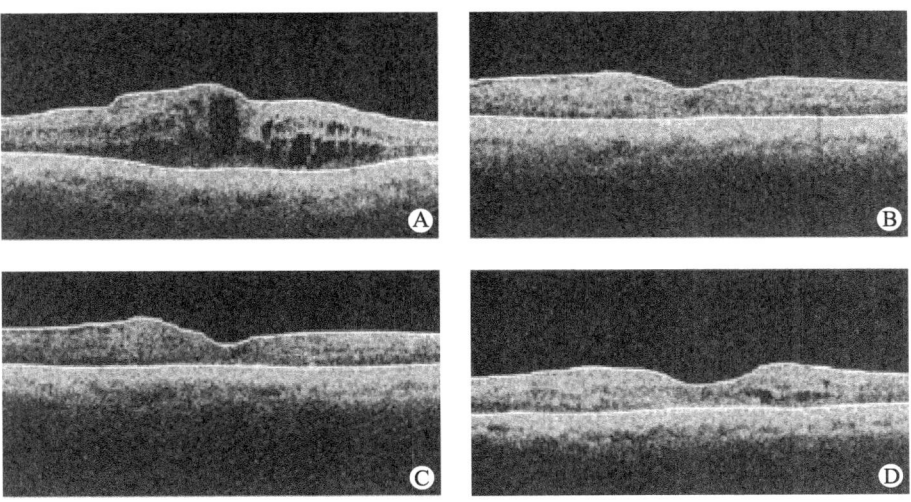

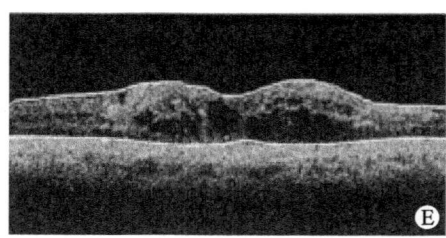
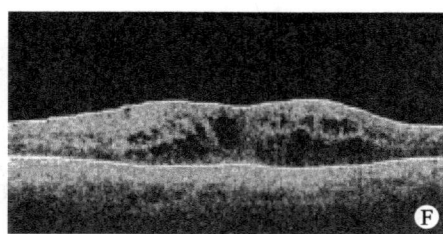

A. 基线，OCT 608 μm，最佳矫正视力54个字母；B. 第1周，OCT 272 μm，最佳矫正视力67个字母；C. 第8周，OCT 214 μm，最佳矫正视力70个字母；D. 第13周，OCT 231 μm，最佳矫正视力67个字母；E. 第20周，OCT 424 μm，最佳矫正视力54个字母；F. 第26周，OCT 475 μm，最佳矫正视力57个字母。

图17　1例完成PPV的DME患者在DEX-I治疗前后的OCT视网膜图像

（周南　孙大卫）

参考文献

[1] LIANG M, WANG X H. Clinical study of anti-vascular endothelial growth factor drugs in the treatment of diabetic retinopathy. Jilin medical journal, 2021, 42(12): 2847-2850.

[2] CHENG Y, LIU X M, ZHU H, et al. Real-world outcomes of two-year conbercept therapy for diabetic macular edema. International journal of ophthalmology, 2021, 14(3): 416-422.

[3] HERNANDEZ-DA MOTA S E, DE-LA-ROSA-ALVAREZ A, RAMIREZ-RODRIGUEZ M, et al. Correlation analysis of fundus autofluorescence, spectral domain optical coherence tomography, and visual function in patients with diabetic macular oedema treated with intravitreal ziv-aflibercept. European journal of ophthalmology, 2019, 29(3): 271-277.

[4] INTROINI U, CASALINO G. Intravitreal aflibercept in diabetic macular edema: long-term outcomes. Developmental ophthalmology, 2017, 60: 71-77.

[5] TSAI M J, CHENG C K. Intravitreal aflibercept versus ranibizumab for diabetic macular edema in a Taiwanese Health Service Setting. Seminars in ophthalmology, 2021, 36(3): 132-138.

[6] MICHALSKA-MAŁECKA K, HEINKE KNUDSEN A. Optical coherence tomography angiography in patients with diabetic retinopathy treated with anti-VEGF intravitreal injections: case report. Medicine (Baltimore), 2017, 96(45): e8379.

[7] CALVO C M, MARTINEZ-MONSALVE I, RUIZ-MORALES J A, et al. Reduction of diabetic macular edema in the untreated fellow eye following intravitreal injection of aflibercept. Ophthalmic surgery, lasers & imaging retina, 2016, 47(5): 474-476.

[8] SAWA M, MIKI A, YASUDA T, et al. Two cases of diabetic macular edema with diminished areas of retinal non-perfusion and microaneurysms after intravitreal faricimab injections. American journal of ophthalmology case reports, 2024, 33: 101973.

[9] ALKHARASHI M, ALABBASI O, MAGLIYAH M. Perioperative use of rho-kinase inhibitors has beneficial effect on corneal endothelium after phacoemulsification. Middle East African journal of ophthalmology, 2019, 26(4): 246-249.

眼底激光治疗进展

37. 眼底激光治疗在糖尿病视网膜病变综合管理中的定位与价值

在抗 VEGF 时代，视网膜光凝术在 DR 的治疗中已成为二线治疗方法，并可作为抗 VEGF 治疗的有效补充。考虑到 DR 漫长治疗过程中患者的经济状况，视网膜光凝术在 DR 的治疗中仍占据不可或缺的位置。

当代 DR 的治疗目标已从预防疾病进展、防止失明转变为恢复患者的有效视力。因此，视网膜光凝术只是 DR 众多治疗方法中的一种，眼科医生需根据患者的病情和实际条件，选择合理、有效的治疗方法。这是临床实践中必须面对的问题。

38. 眼底激光治疗的技术分型与临床应用策略

（1）热效应激光

以半导体激光和固体激光为主要类型，通过光热效应使眼底视网膜局部变性,进而实现治疗目的。目前该技术主要应用于 DR、视网膜裂孔、视网膜格子样变性、伴无灌注区的视网膜静脉阻塞、视网膜血管性疾病等,在改善视网膜血管渗漏方面效果显著。

(2) 微脉冲激光

作为一种低强度(阈下值)的热效应激光,微脉冲激光在标准曝光时间内发出大量短促的高频重复激光,不会产生肉眼可见的激光斑。该技术可使 RPE 细胞发生亚急性损伤,诱发细胞应激反应,促使细胞激活生物因子,以达到治疗效果。目前该技术多用于中心性浆液性脉络膜视网膜病变的治疗,以及黄斑水肿抗 VEGF 的辅助治疗。

(3) 光动力疗法

光动力疗法(photodynamic therapy,PDT)通过使特定靶组织选择性聚集光活性化合物(光敏剂,目前眼科唯一应用的是维替泊芬),再用特定波长激光照射病灶,使光敏剂活化以破坏病灶。目前该疗法主要用于反复发作的慢性中心性浆液性脉络膜视网膜病变治疗,以及 CNV 抗 VEGF 治疗的辅助治疗。

(4) Nd:YAG 激光

该技术可通过精确控制的激光束产生局部强电场效应,引发细胞破裂和组织裂解的电离效应,主要用于后发性白内障的治疗。在眼底疾病中,该技术可治疗后极部大片视网膜前出血,借助其爆破作用破坏视网膜内界膜的完整性,使积聚的血液流入玻璃体,更易于吸收。

(5) 玻璃体消融术

这是一项利用 Nd：YAG 激光治疗玻璃体混浊（飞蚊症）的技术。其原理是利用激光的高能量脉冲使玻璃体混浊物破裂、击碎、气化，快速消除玻璃体中的漂浮物，从而改善患者症状。

39. 激光治疗眼底疾病的核心作用机制解析

激光治疗眼底疾病的核心机制体现在以下几个方面。①通过局部光凝使视网膜内的 MA 和渗漏的微血管闭塞，从而减少渗出和视网膜水肿，这一机制在 DR、Coats 病、Eales 病等疾病的治疗中发挥着重要作用。②光凝可破坏非必要的视网膜细胞（主要是中周部和周边部的细胞），降低视网膜的氧耗压力，进而使因缺氧而升高的 VEGF 水平下降。③光凝主要针对视网膜外层进行破坏，尤其是氧耗量高的光感受器细胞和 RPE 细胞，以此降低视网膜的代谢率和耗氧量。④光凝能使视网膜变薄，让视网膜外层的氧更易扩散到视网膜内层，改善视网膜内层细胞的缺血缺氧状态。⑤光凝形成的激光斑具有粘连作用，可使视网膜神经上皮更牢固地贴附在 RPE 细胞层上。

40. 眼底激光治疗的参数调控与光凝效应分级及临床选择

（1）光凝效应的主要影响因素

光凝效应主要受激光功率、曝光时间、光斑直径、激光波长及屈光间质等因素影响（图18）。通常情况下，在其他因素不变时，激光功率或曝光时间增加，光凝效应呈正相关增强；光斑直径增加时，光凝效应则呈负相关减弱。

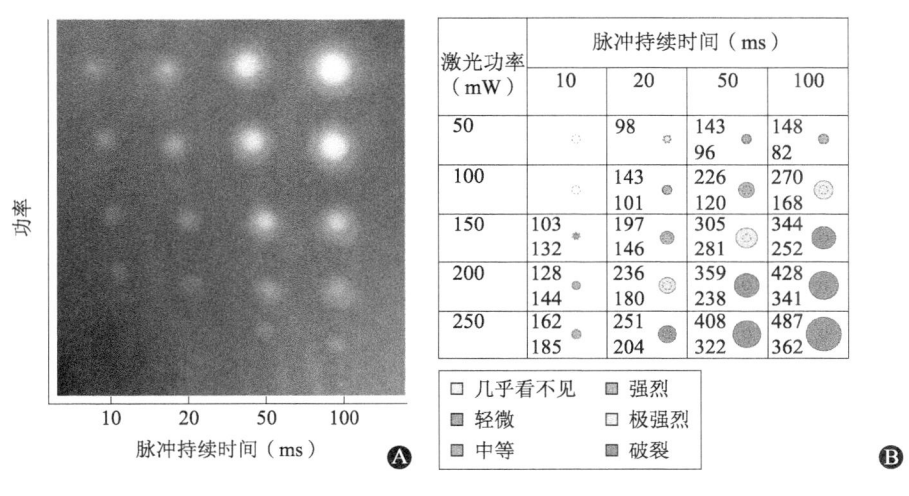

图18 激光功率和曝光时间增加，光凝效应增强

（2）光凝效应分级

依据临床及组织学表现，视网膜光凝斑可分为4个等级，反映激光作用于色素上皮层后累及视网膜的水肿程度。临床常用Ⅱ～Ⅲ级激光斑，Ⅳ级激光斑会导致视网膜全层损伤，不推荐临床使用。具体分级如下。

Ⅰ级斑：光凝处呈边缘不清的浅灰白色斑，仅损伤视网膜色素上皮，脉络膜毛细血管轻度水肿。

Ⅱ级斑：光凝斑边界清楚，呈乳白色，较Ⅰ级斑大。视网膜色素上皮损伤，视网膜外核层坏死，脉络膜毛细血管栓塞。

Ⅲ级斑：白色光凝斑内出现小出血点，视网膜内核层和视网膜色素上皮均坏死，脉络膜毛细血管阻塞。

Ⅳ级斑：出血量多且流入玻璃体，视网膜全层坏死，邻近视网膜色素上皮坏死，脉络膜毛细血管出血。

（3）光凝效应的临床选择

Ⅰ级斑仅适用于黄斑区病变的治疗；Ⅱ～Ⅲ级（图19）斑为最佳治疗反应；Ⅳ级（图20）斑属于光凝过度，已对视网膜和脉络膜毛细血管造成损伤，且穿透视网膜全层，可能引发视网膜裂孔或视网膜下新生血管膜形成等并发症。因此，当出现Ⅳ级光凝斑时，需在其周围补充1～2圈激光斑，以预防可能出现的并发症。

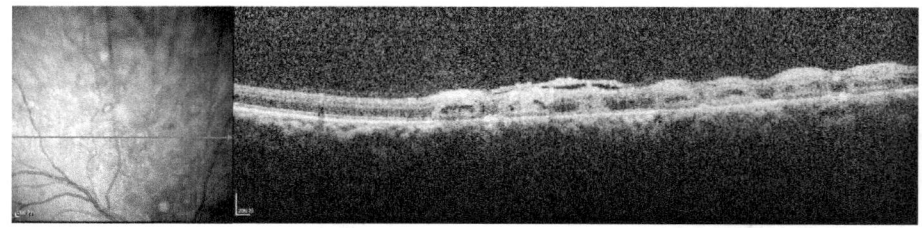

图19　视网膜光凝术后即刻OCT扫描，图片显示Ⅲ级激光斑累及的视网膜层次

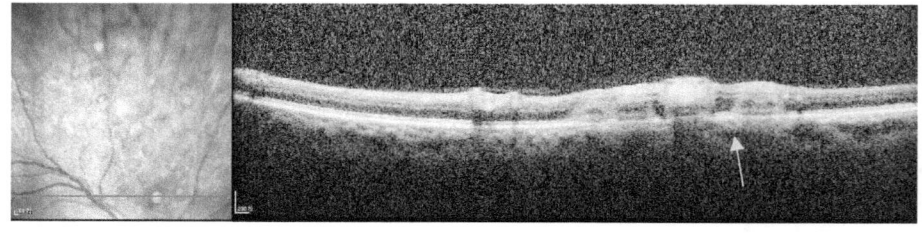

图20　Ⅳ级激光斑累及的视网膜层次，可对比周边Ⅲ级激光斑（箭头所示）

（4）参数调整

理想的视网膜光凝斑受上述因素及激光设备、传导光纤新旧程度的影响，操作者需充分考量。建议每次治疗开始时，激光功率由小到大逐步调试。对于存在屈光间质混浊（如角膜薄翳、白内障、玻璃体积血等）的患者，行激光治疗时，应适当增加激光功率以确保达到有效光凝效应。

41. 眼底激光治疗的适应证与禁忌证：临床决策的关键边界

（1）视网膜光凝术的适应证

血管性疾病：DR，伴有无灌注区的视网膜静脉阻塞，Coats病，视网膜血管炎（如Eales病），家族性渗出性玻璃体视网膜病变，眼缺血综合征，控制眼压后的新生血管性青光眼，视网膜血管瘤，早产儿视网膜病变，视网膜坏死，视网膜大动脉瘤。

后极部病变：中心性浆液性脉络膜视网膜病变首选PDT和微脉冲激光治疗，若色素上皮的渗漏点位于黄斑中央凹500 μm外，可选择视网膜光凝术治疗；黄斑水肿首选抗VEGF治疗，微脉冲激光作为辅助治疗。

视网膜变性、牵拉和裂孔：视网膜格子样变性，中周部和周边部的视网膜裂孔或局部牵拉，不伴视网膜脱离的视网膜裂孔，伴有1~2 DD视网膜浅脱离的视网膜裂孔，可试行视网膜光凝术治疗，需密切随访，必要时行外科手术治疗。

（2）糖尿病视网膜病变的光凝选择和推荐

在当前 DR 的治疗中，若抗 VEGF 药物治疗适应证的选择基于"视力"，那么视网膜光凝术的适应证选择则基于"病情需要"。我国 2023 年指南中，NPDR 合并 DME 的治疗手段已从激光治疗更新为首选抗 VEGF 药物治疗。大量多中心研究也表明，黄斑水肿的抗 VEGF 药物治疗能为患者带来更多视力获益，效果优于视网膜光凝术。

在抗 VEGF 药物用于治疗 DR 之前，PRP 被认为是有效降低重度 NPDR 和 PDR 患者严重视力损伤的主要治疗方法。ETDRS 显示，患有重度 NPDR 和 PDR 的 2 型糖尿病患者，早期 PRP 与延迟 PRP（直至发展至高危 PDR）相比，5 年内严重视力下降或 PPV 概率降低 50% 以上；尤其是极重度 NPDR 和非高危 PDR 患者，由于其在 1 年内进展到高危 PDR 的风险接近 50%，更需及时进行 PRP 治疗。

合并 DME 的重度 NPDR 和早期 PDR 患者，联合治疗优于单一治疗，可在 PRP 治疗前先进行抗 VEGF 药物治疗；但对于高危 PDR 患者，PRP 应尽早完成，且可与抗 VEGF 药物治疗协同进行。当患者因合并严重的玻璃体积血或视网膜前出血而无法进行激光光凝治疗时，可考虑抗 VEGF 联合 PPV。

FFA 或广角 OCTA 显示中周部大面积视网膜无灌注区形成时，PRP 应尽早完成，以防止新生血管形成或进一步发生玻璃体积血。

由黄斑区 MA 引起的黄斑水肿，若反复抗 VEGF 治疗无效，且 FFA 发现 MA 及相关渗漏，可考虑对黄斑区 MA 进行精确单点光凝治疗，使血管瘤萎缩以减轻视网膜渗漏。

（3）视网膜光凝术的禁忌证

①黄斑区和视盘病变：黄斑中央凹 500 μm 以内、乳斑束、距视盘 1 DD 内的范围禁止行视网膜光凝术。②视网膜前的机化膜，视网膜下的增殖条索。③RNFL 内的大片新鲜出血。④裸露的色素上皮层。

42. 视网膜光凝术在糖尿病视网膜病变中的规范应用及安全管理

（1）全视网膜光凝术在糖尿病视网膜病变中的具体操作方法

①光斑大小（视网膜上）为 200～500 μm。光斑直径取决于所用接触镜的放大率，165°全视网膜镜对应的光斑直径为 200～300 μm，使用三面镜时则为 500 μm。②曝光时间为 0.1～0.3 s。③曝光强度以产生轻度灰白色光斑（即 Ⅱ～Ⅲ级光凝效应）为宜。④激光分布间隔为 1～2 个光斑直径。⑤激光次数为 2～4 次，矩阵激光可一次完成。⑥鼻侧距离视盘 ≥500 μm。⑦颞侧距离黄斑中心 ≥3000 μm。⑧上/下界不超过颞侧血管弓外 1～3 个光斑直径。⑨延伸程度从血管弓开始（黄斑中心 3000 μm 以外），至少

到赤道。⑩激光斑总数一般为 1200～1600 个。实际操作中，光斑数量可能少于 1200 个，如存在玻璃体积血或无法完成预先计划的 PRP 时；也可能超过 1600 个，如因屈光间质混浊导致激光吸收，造成初始治疗困难时。⑪激光波长可选用绿色、黄色或红色。

（2）激光防护和注意事项

多种激光用于眼底病治疗，所用激光波长主要为可见光及部分近红外光，若使用不当，可能给患者和医生带来潜在危害，因此正确认识激光的安全性、潜在危害性及预防措施十分必要。

1）激光安全等级划分

根据激光产品对使用者的安全程度，国内外大致将激光产品的安全等级划分为以下 4 级。

第 1 级激光器，即无害免控激光器，其发射的激光在使用过程中对人体无任何危险，即便眼睛直视也不会损害眼睛，无须任何控制。

第 2 级激光器，即低功率激光器，输出激光功率较低，眼睛偶尔直视不会造成眼损伤，但不可长时间直视激光束，否则眼底细胞受光子作用会损害视网膜，这类激光对人体皮肤无热损伤。

第 3 级激光器，即中功率激光器，其输出功率聚焦时，直视光束会造成眼损伤，但非聚焦、漫反射的激光一般无危险，且对皮肤尚无热损伤。

第 4 级激光器，即大功率激光器，其直射光束及镜式反射光束会对眼和皮肤造成严重损伤，且漫反射光也可能损害人眼。

眼底病治疗用激光多属于 3 级或 4 级激光。

2）激光安全防护

最大允许暴露量：美国国家激光安全标准 Z136.1（2000）规定了从事激光操作工作人员的个人最大允许暴露量（maximum permissible exposure，MPE）。我国国家标准《激光产品的安全 第 1 部分：设备分类和要求》（GB/T 7247.1—2024）MPE 是激光安全评估的核心参数之一，用于定义人体可安全暴露于激光辐射的最大剂量限值，单位为 $W·m^{-2}$ 或 $J·m^{-2}$。MPE 水平指眼或皮肤受到照射后即刻或长时间后无损伤发生的最大照射水平，与辐射波长、脉宽或照射时间、处于危险状态的生物组织及暴露在 400～1400 nm 的可见和近红外辐射中的视网膜成像大小等有关，其值低于已知的危害水平。国际标准还具体规定了人体各部位的 MPE（基于现有认识水平），表 6 给出了激光辐照对人体皮肤的 MPE。国际标准中也给出了不同情况下 MPE 的计算方法，计算时需参考以下条件：所使用激光的安全等级、受激光辐射时间、激光辐射波长、激光的输出功率或能量、激光的脉冲持续时间和脉冲重复频率、激光的光束尺寸。

激光对人体的安全危害：强烈的激光辐射通常会干扰人体生物钟，导致人体生态平衡紊乱和神经功能失调，出现头疼、乏力、困倦、激动、记忆力衰退、注意力不集中、皮肤发热、脱发、心悸、心律失常和血压失常等症状。激光辐射对脑和神经系统的影响表现为松果体激素分泌减少、节律紊乱，进而产生一些临床症状。

表 6 激光辐照对人体皮肤的 MPE

λ (nm)	$t(s)$						
	$<10^{-9}$	$10^{-9} \sim 10^{-7}$	$10^{-7} \sim 10^{-3}$	$10^{-3} \sim 10$	$10 \sim 10^3$	$10^3 \sim 3 \times 10^4$	
$180 \sim 302.5$	3×10^{10} W·m^{-2}	—	—	30 J·m^{-2}	30 J·m^{-2}	30 J·m^{-2}	
$302.5 \sim 315$	3×10^{10} W·m^{-2}	C_1 J·m^{-2}	C_2 J·m^{-2}	C_2 J·m^{-2}	C_2 J·m^{-2}	C_2 J·m^{-2}	
$315 \sim 400$	3×10^{10} W·m^{-2}	C_1 J·m^{-2}	C_1 J·m^{-2}	C_1 J·m^{-2}	10^4 J·m^{-2}	10 W·m^{-2}	
$400 \sim 700$	2×10^{11} W·m^{-2}	200 J·m^{-2}	200 J·m^{-2}	$1.1 \times 10^4 t^{0.25}$ J·m^{-2}	2000 J·m^{-2}	2000 J·m^{-2}	
$700 \sim 1400$	$2 \times 10^{11} C_4$ W·m^{-2}	$200 C_4$ J·m^{-2}	$200 C_4$ J·m^{-2}	$1.1 \times 10^4 C_4 t^{0.25}$ J·m^{-2}	$2000 C_4$ J·m^{-2}	$2000 C_4$ J·m^{-2}	
$1400 \sim 1500$	10^{12} W·m^{-2}	10^3 J·m^{-2}	10^3 J·m^{-2}	$5600 t^{0.25}$ J·m^{-2}	1000 W·m^{-2a}	1000 W·m^{-2a}	
$1500 \sim 1800$	10^{13} W·m^{-2}	10^4 J·m^{-2}	10^4 J·m^{-2}	10^4 J·m^{-2}	1000 W·m^{-2a}	1000 W·m^{-2a}	
$1800 \sim 2600$	10^{12} W·m^{-2}	10^3 J·m^{-2}	10^3 J·m^{-2}	$5600 t^{0.25}$ J·m^{-2}	1000 W·m^{-2a}	1000 W·m^{-2a}	
$2600 \sim 10^6$	10^{11} W·m^{-2}	100 J·m^{-2}	$5600 t^{0.25}$ J·m^{-2}	$5600 t^{0.25}$ J·m^{-2}	1000 W·m^{-2a}	1000 W·m^{-2a}	

注：表中 C 为修正因子，根据不同情况可以在国际标准中查到相关的数值。t 为辐射时间。λ 为波长。^{a} 被照射皮肤面积大于 0.1 m^2 时，MPE 值降至 100 W·m^{-2}，面积在 0.01 $\sim$ 0.1 m^2 时，MPE 值与被照射皮肤的面积成反比。

3）治疗前后的注意事项

充分与患者沟通，了解其病情及全身情况、对激光治疗的期望，告知患者及家属激光治疗的目的。

了解患者屈光间质情况，如白内障的混浊程度、角膜透明程度、玻璃体积血的严重程度等，以便选择不同波长的激光以达到预期治疗效果。

了解患者是否应用抗凝药物，如阿司匹林、华法林等，防止术中出血。

了解患者近期血糖情况、治疗前是否处于空腹状态等，防止在进行光凝治疗时因疼痛而导致血糖波动。

建议治疗前结合 FFA 或 OCTA 检查，便于精确光凝和术后复查对比。

对于独眼患者，治疗前医生需与其充分沟通，使其充分了解光凝后视野缺损对生活的影响。

对于硅油眼的视网膜光凝术，建议在治疗过程中使用开睑器，避免接触镜过度压迫角膜和眼球，防止硅油进入前房引起眼压升高。治疗后嘱患者保持头位（低头或仰头）数小时，待瞳孔自然恢复。

（申令）

参考文献

[1] 中华医学会眼科学会眼底病学组. 我国糖尿病视网膜病变临床诊疗指南(2014年). 中华眼科杂志, 2014, 50(11): 851-865.

[2] 中华医学会眼科学分会眼底病学组, 中国医师协会眼科医师分会眼底病学组. 我国糖尿病视网膜病变临床诊疗指南(2022年). 中华眼底病杂志, 2023, 39(2): 99-124.

[3] 许迅, 刘堃, 苏莉.《中国年龄相关性黄斑变性临床诊疗指南(2023年)》更新点. 中华眼底病杂志, 2023, 39(11): 879-882.

[4] FLAXEL C J, ADELMAN R A, BAILEY S T, et al. Diabetic retinopathy preferred practice pattern(R). Ophthalmology, 2020, 127(1): 66-145.

[5] AMOAKU W M, GHANCHI F, BAILEY C, et al. Diabetic retinopathy and diabetic macular oedema pathways and management: UK Consensus Working Group. Eye (Lond), 2020, 34(Suppl 1): 1-51.

[6] Early Treatment Diabetic Retinopathy Study Research Group. Photocoagulation therapy for diabetic eye disease. JAMA, 1985, 254(21): 3086.

[7] 齐慧君, 黎晓新. 不同分期糖尿病视网膜病变激光治疗预后分析. 中国实用眼科杂志, 2004, 22(10): 801-803.

光学相干断层扫描血管成像、荧光素眼底血管造影等诊断技术在糖尿病视网膜病变中的应用

43. 光学相干断层扫描血管成像在糖尿病视网膜病变诊疗中的核心应用价值

OCTA 是一种新型眼科检查方法。它通过对视网膜特定位置进行连续扫描,检测血管中血细胞相对于静态组织的运动所形成的信号波动,从而获取特定扫描部位的视网膜血流循环图像。这种方法能以无创、高效、快速且重复性高的方式评估视网膜和脉络膜微脉管系统的变化,因此相比传统的 FFA 更具敏感性和安全性。

OCTA 扫描根据解剖结构将视网膜血管分为 3 层:浅层毛细血管丛、中间毛细血管丛和深层毛细血管丛。其中,中间毛细血

管丛和深层毛细血管丛通常被合并称为深血管复合体。

OCTA不仅可量化视网膜及脉络膜微血管系统的静态结构，还能精确测量视网膜各层血管结构的形态学特征及血流动力学改变。近年来，OCTA被广泛用于观察DR患者的视网膜微血管改变，已成为临床诊断和评估DR患者病情的重要工具。

44. 光学相干断层扫描血管成像对糖尿病视网膜病变患者视网膜血管的定性分析价值

OCTA可用于识别视网膜微动脉瘤、视网膜无血管灌注区，区分视网膜新生血管和微血管异常，为DR的诊疗提供重要依据。

（1）微动脉瘤

微动脉瘤常被用作评估糖尿病患者视网膜血管结构变化的指标，也是眼底检查中最早发现的视网膜病变。微动脉瘤在检眼镜下表现为针尖大小的红点，FFA表现为小点状荧光充盈。组织学研究发现，微动脉瘤呈现囊状、梭形和局部隆起状，多数位于深层毛细血管网（内核层）。在OCTA中，微动脉瘤表现为病灶处扩张的囊状或梭形毛细血管。研究表明，与FFA相比，OCTA对微动脉瘤的检出率较低，但成像更清晰（图21）。

（2）视网膜内微血管异常

IRMA是指扁平扩张的毛细血管。在ETDRS中，其被定义为"在4~7区内迂曲的视网膜内血管节段"，与DR进展为PDR及

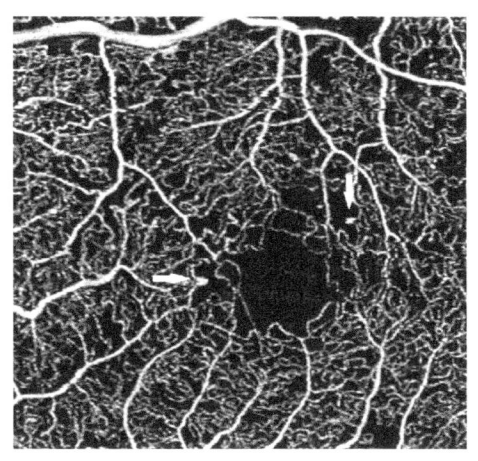

图 21　微动脉瘤 OCTA 图像

演变为新生血管相关。IRMA 在 FFA 中有时与视网膜其他部位的新生血管难以区分，典型的 IRMA 在 FFA 中无荧光素渗漏，但部分 IRMA 会有轻度荧光素渗漏。

OCTA 可发现 IRMA 出现在近毛细血管无灌注区，表现为不规则迂曲扩张的血管环，起源于内界膜至 RNFL 的静脉侧，最终引流入静脉，且未突破内界膜。该血管直径通常粗于周围正常毛细血管，且血管环不止累及一个视网膜毛细血管层。IRMA 多见于重度 NPDR 及高危 PDR 中。OCTA 可通过其与内界膜的位置关系区分 IRMA 和其他部位的新生血管，新生血管可在内界膜以上的层面被观察到。

（3）无灌注区

随着 DR 的进展，视网膜毛细血管壁的周细胞凋亡，内皮细胞增生，毛细血管扩张，血管对血流的阻力减小。扩张的毛细血管会优先供血，而相邻的毛细血管则易出现无灌注，形成无灌注区。在 OCTA 中，DR 患者的视网膜无灌注区被定义为视网膜末端小静脉、末端小动脉及近端大血管之间未显示出毛细血管床的区域。研究发现，无灌注区的分布规律对 DR 的分期具有重要意义。Kim 等通过 OCTA 检查分析 DR 患者的无灌注区，结果显示 OCTA 检测到的视网膜缺血严重程度与 DR 的严重程度相关。SD-OCT 还有助于观察患者视网膜无灌注区与视网膜动脉或静脉的关系。有研究发现，无灌注区多与动脉相邻，且较小的无灌注区倾向于邻近动脉，较大的无灌注区倾向于邻近静脉，这提示糖尿病微血管病变始于动脉侧附近，逐渐向静脉侧进展，而 OCTA 检查有助于进一步了解 DR 患者的无灌注情况（图 22）。

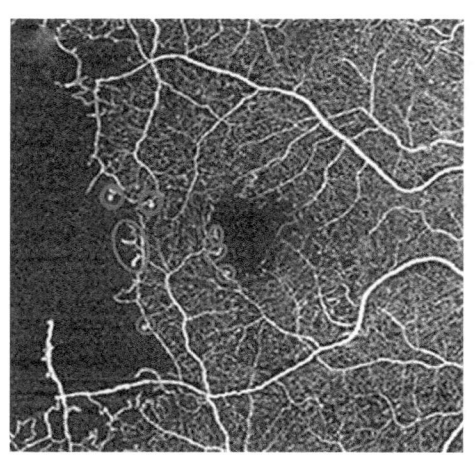

图 22　微血管病变 OCTA 图像

（4）新生血管

OCTA可将视网膜和视盘的新生血管可视化，并描绘新生血管的微结构。活跃的新生血管在OCTA上常表现为旺盛的不规则增生。借助OCTA，可检测到早期的视网膜新生血管，并识别PDR中新生血管的来源和形态。根据OCTA图像的血管团特点，可初步判断高度近视脉络膜新生血管的活动性：血管交织成较为紧密的网，OCT B-scan扫描伴有视网膜下低反射积液，提示为活动性新生血管；血管网相互纠缠、疏松，且往往伴有花边样边界，则提示为非活动性新生血管。有研究显示，广角OCTA在PDR诊断中较传统临床检查更具优势，能够更早、更大范围地检测出微小的新生血管。

45. 光学相干断层扫描血管成像对糖尿病视网膜病变患者视网膜血管密度的定量分析及临床意义

视网膜是人体代谢最活跃的组织之一，需要复杂的血管网支持其高能量需求，因此视网膜发生病变时，血管也会受到影响。观察视网膜毛细血管结构和灌注的改变，对DR的诊断和监测至关重要。Shen等的研究显示，OCTA可清晰捕获并分析视网膜毛细血管的血管密度（图23）。

在NPDR的早期阶段，与健康对照组相比，糖尿病组视网膜浅表血管密度存在显著差异。因此，可通过OCTA分析视网膜血

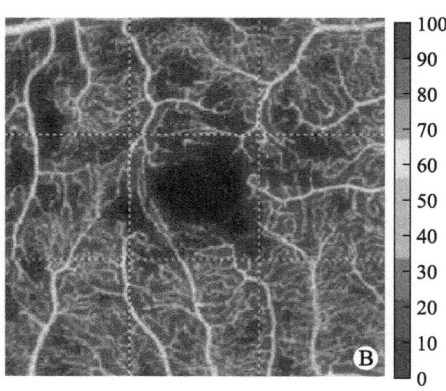

图 23　视网膜毛细血管 OCTA 图像

管密度，观察早期 DR 并对其进行监测。Nesper 等借助 OCTA 测量视网膜血流密度时进一步发现，随着 DR 严重程度的增加，各层和全层视网膜血管密度均显著降低，且相关性分析显示，深层毛细血管丛密度与 DR 严重程度具有显著相关性。Samara 等的研究也得出相同结论：对健康对照者、轻度 NPDR 患者、中度至重度 NPDR 患者和 PDR 患者分别进行血管密度测量，发现深层血管密度的改变与 DR 分期的相关性高于浅层血管密度的改变；组间两两比较显示，健康对照组与各级 DR 组均有显著性差异，但 PDR 组与中度至重度 NPDR 组间血管密度无显著性差异。因此，用 OCTA 测量视网膜血流密度，尤其是深层血流密度，有助于观察 DR 的发生发展过程。

同时，OCTA 可对黄斑进行区域划分，有助于加深对 DR 的了解。Alam 等对黄斑中央凹周围区域 4 个方向（鼻侧、鼻上、颞侧和颞下）进行血管密度分析发现，在不同 NPDR 组中，血管密度随疾病进展而降低，且在 DR 早期病变时，黄斑中央凹周围颞侧的血管密度较其他区域变化更显著。因此，OCTA 的定量特征也可用于 NPDR 的分期。

另外，Tang 等发现血管密度降低与视敏度降低有关，这表明深层毛细血管丛的血管密度变化可能反映了 DR 患者由毛细血管丢失导致的视力丧失程度。因此，OCTA 血管参数的变化与 DR 患者视力变化具有相关性，OCTA 定量测量血管密度可作为生物标志物，用于检测随 DR 进展的视敏度变化。通过 OCTA 评估和预测视敏度，将有助于 DR 的管理及病程监测。

46. 光学相干断层扫描血管成像在糖尿病视网膜病变患者视盘改变分析中的应用价值

研究表明，DR 不仅会引发微血管改变，还会导致视神经退行性改变。另有研究证实，RNFL 变薄发生在 DR 的早期阶段，但通过 OCT 测量 RNFL 厚度发现，其厚度变化与 DR 严重程度无明显相关性。

放射状盘周毛细血管（radial peripapillary capillaries，RPC）是 RNFL 内唯一的毛细血管丛，位于 RNFL 髓鞘轴突的高能量需求区，因此极易发生缺血性损伤。可借助 OCTA 测量 RPC 的血管密度，以评估视盘周围的微血管损伤情况，进而判断 DR 的发生与发展。

Huang 等的研究采用 OCTA 定量评估了健康对照者、无 DR 患者、轻度至重度 NPDR 患者的视盘微血管变化情况，结果发现：与健康对照者相比，无论 DR 病变程度如何，DR 患者的 RPC 密度均显著降低；此外，RPC 密度随 NPDR 等级的增高而降低，与 DR 严重程度呈负相关。由此可推断，视盘周围毛细血管密度的降低可能是 DR 缺血的反映。

因此，在 DR 的早期诊断过程中，可将视盘周围区域毛细血管密度作为生物标志物引入。对 RPC 密度的量化，可能有助于更深入地了解 DR 的神经退行性发病机制，而 OCTA 在视盘毛细血管密度改变方面的发现，为揭示 DR 患者的神经血管变化提供了有价值的理论依据。

47. 光学相干断层扫描血管成像对糖尿病性黄斑水肿的定量分析价值

FAZ 是一种光滑的圆环结构，其血供主要来源于脉络膜毛细血管。FAZ 的形态和结构完整性与毛细血管的组织代谢相关。在 DR 进展过程中，黄斑旁中央凹血管因异常代谢过程受损，导致 FAZ 扩大或变形。单纯通过 FFA 仅能了解 FAZ 形状，而 OCTA 可量化 FAZ 的面积、周长、非圆指数、FD-300 等参数，且能随访监测 FAZ 的异常改变（图 24）。

DR 患者的中心视力丧失通常与 DME 相关。Gill 等的研究发现，OCTA 可测量 DME 患者的 FAZ 面积，且随着时间推移，FAZ 区域的最大变化发生在深层毛细血管层。在 FFA 检测中，由于黄

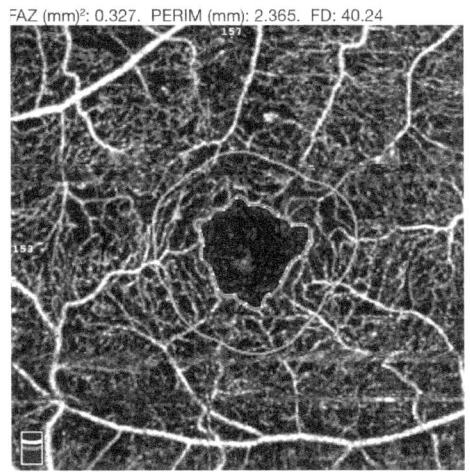

图 24　FAZ OCTA 图像

斑区渗漏的影响，FFA 无法清晰显示 FAZ 的形态结构，因此，对 DR 患者 DME 的检测中，OCTA 的表现优于 FFA。

Moein 等采用 OCTA 检测 DME 患者时发现，较大的 FAZ 与较差的视敏度相关。Chandrakumar 等的研究得出相同结论，认为 DME 患者椭圆体带被破坏后，FAZ 面积与 DR 的视敏度显著相关。因此，OCTA 可用于检测 DME，监测其发展，为判断预后提供依据。

Hsieh 等则有不同结论，其研究发现 DME 组患者的 FAZ 面积和周长均大于正常人，但正常人群中 FAZ 大小和轮廓也可能存在较大差异，因此推断 DME 患者不能通过 FAZ 面积或周长预测视觉改善。不过，该研究还发现，浅表视网膜层中央凹的小凹旁血管密度是视觉改善的相关因素，认为 OCTA 可用于测量黄斑区血管密度，并预测 DME 患者抗 VEGF 治疗后的视觉改善情况，这对了解和可视化 DME 的进展具有重要作用。

48. 荧光素眼底血管造影在糖尿病视网膜病变诊疗中的核心价值与应用要点

FFA 作为传统视网膜血管成像检查的金标准，能够动态观察造影剂的循环与渗漏情况，可清晰显示微动脉瘤、毛细血管无灌注区、眼底新生血管及毛细血管渗漏等 DR 的临床病理过程，能客观准确地评估 DR 的严重程度，是诊断 DR 的金标准。

（1）非增生性糖尿病视网膜病变

NPDR 是 DR 的早期眼底改变，多为双眼发病，根据病情可分为轻度、中度和重度。眼底可出现微动脉瘤、出血点、IRMA、黄斑部改变等，病变发展期可多种病变同时存在（图 25）。

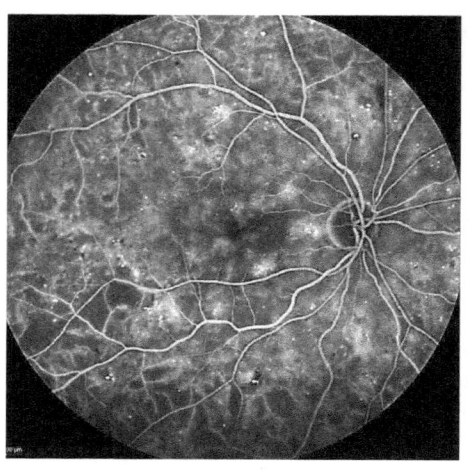

图 25　FFA 图像

1）微动脉瘤

在 DR 早期，微动脉瘤在检眼镜下不易被发现，但在 FFA 中可呈现点状强荧光，多分布于后极部视网膜。随着病情加重，点状强荧光数量增多，因内皮细胞丢失，后期可产生荧光素渗漏。在严重病例中，位于无灌注区周边的微动脉瘤需与早期新生血管芽鉴别，新生血管芽在 FFA 早期即开始明显渗漏。

2）出血点

出血点可位于视网膜浅层或深层，因出血层次不同而形态各异：位于神经纤维层者呈火焰状，位于深层者呈点状或斑状。随着病情加重，视网膜出血增多，若每个象限有 20 个以上出血点，则是进入增殖前期的信号。在 FFA 检查中，出血表现为不同形状的遮蔽荧光。①硬性渗出：在 FFA 中不显示荧光，晚期也不着染。②棉绒斑：呈灰白色边界不清的斑片状，多分布于后极部视网膜，沿血管分布，存在于毛细血管阻塞和无灌注区附近，FFA 显示为边界欠清的遮蔽荧光。

3）视网膜血管改变

①静脉串珠：视网膜静脉出现局限性扩张和缩窄，呈腊肠样、串珠样，走行迂曲。由于静脉管壁破坏，FFA 可出现血管壁着染及渗漏。②无灌注区：DR 最早出现的血管闭塞发生在毛细血管，小片无灌注区可在病变早期出现，FFA 显示为以扩张血管为边界的弱荧光区域；随着病变发展，可出现大片无灌注区，穿行其中的小动脉管壁着染，并可见芽状突起。③IRMA：即视网膜内异常

扩张的毛细血管，肉眼较难发现，FFA能清晰显示其形态。IRMA较新生血管更细，位于视网膜内，在FFA中无明显渗漏。ETDRS发现，一旦出现显著IRMA，病变将很快进展为增殖期。

4）黄斑部改变

糖尿病黄斑部改变包括DME、黄斑缺血和黄斑部形态改变。①DME：因黄斑区视网膜微动脉瘤及毛细血管扩张渗漏，导致黄斑区荧光增强；晚期黄斑部囊样水肿表现为荧光素积存，呈花瓣状改变。②黄斑缺血：黄斑拱环遭到破坏，FFA显示局部毛细血管消失、形态改变、无血管区增大。③黄斑部形态改变：由于继发黄斑前膜或增殖膜牵拉等，黄斑部血管形态及走行改变，出现荧光素渗漏。

(2) 增生性糖尿病视网膜病变

新生血管的出现是PDR的标志。

视网膜新生血管或视盘新生血管：新生血管多分布于视盘周围及无灌注区与正常视网膜交界部位，可呈簇状、网状、树枝状。新生血管在FFA中很快出现荧光素渗漏，并逐渐增强，随病情发展，晚期出现广泛渗漏。早期视网膜新生血管与IRMA在检眼镜下不易鉴别，而在FFA上可明显区分。

视网膜前出血及玻璃体积血：FFA可见与视网膜前出血形态一致的遮蔽荧光，或大片移动性弱荧光。

视网膜纤维增殖膜：成纤维细胞增生，新生血管逐渐纤维化，形成纤维条带，FFA可见增殖膜表面有新生血管。

视网膜脱离：DR 晚期，由于纤维增殖膜牵拉，可出现牵拉性视网膜脱离，甚至合并牵拉性孔源性混合性视网膜脱离。

（樊攀）

参考文献

[1] CHO N H, SHAW J E, KARURANGA S, et al. IDF diabetes atlas: global estimates of diabetes prevalence for 2017 and projections for 2045. Diabetes research and clinical practice, 2018, 138: 271 – 281.

[2] CHU Z, LIN J, GAO C, et al. Quantitative assessment of the retinal microvasculature using optical coherence tomography angiography. Journal of biomedical optics, 2016, 21(6): 66008.

[3] SPAIDE R F, KLANCNIK J M J, COONEY M J. Retinal vascular layers imaged by fluorescein angiography and optical coherence tomography angiography. JAMA Ophthalmology, 2015, 133(1): 45 – 50.

[4] SAMBHAV K, GROVER S, CHALAM K V. The application of optical coherence tomography angiography in retinal diseases. Survey of ophthalmology, 2017, 62(6): 838 – 866.

[5] SPAIDE R F, KLANCNIK J M J, COONEY M J. Retinal vascular layers in macular telangiectasia type 2 imaged by optical coherence tomographic angiography. JAMA Ophthalmology, 2015, 133(1): 66 – 73.

[6] SAVASTANO M C, LUMBROSO B, RISPOLI M. In vivo characterization of retinal vascularization morphology using optical coherence tomography. Retina, 2015, 35(11): 2196 – 2203.

[7] NESPER P L, FAWZI A A. Human parafoveal capillary vascular anatomy and connectivity revealed by optical coherence tomography angiography. Investigative ophthalmology & visual science, 2018, 59(10): 3858 – 3867.

[8] AN D, BALARATNASINGAM C, HEISLER M, et al. Quantitative comparisons between optical coherence tomography angiography and matched histology in the human eye. Experimental eye research, 2018, 170: 13 - 19.

[9] SALZ D A, DE CARLO T E, ADHI M, et al. Select features of diabetic retinopathy on swept-source optical coherence tomographic angiography compared with fluorescein angiography and normal eyes. JAMA Ophthalmology, 2016, 134(6): 644 - 650.

[10] PARK J J, SOETIKNO B T, FAWZI A A. Characterization of the middle capillary plexus using optical coherence tomography angiography in healthy and diabetic eyes. Retina, 2016, 36(11): 2039 - 2050.

[11] ZAHID S, DOLZ-MARCO R, FREUND K B, et al. Fractal dimensional analysis of optical coherence tomography angiography in eyes with diabetic retinopathy. Investigative ophthalmology & visual science, 2016, 57(11): 4940 - 4947.

[12] KIM A Y, CHU Z, SHAHIDZADEH A, et al. Quantifying microvascular density and morphology in diabetic retinopathy using spectral-domain optical coherence tomography angiography. Investigative ophthalmology & visual science, 2016, 57(9): 362 - 370.

人工智能推进糖尿病视网膜病变诊疗智能化发展

49. 深度学习的演进及其在医学影像分析中的潜力

人工智能（artificial intelligence，AI）作为计算机科学的分支，其起源可追溯至20世纪50年代。1956年，约翰·麦卡锡等首次提出"人工智能"术语，设想机器能够模拟人类智能。早期研究聚焦于符号主义和规则系统，但这些方法在处理复杂数据时表现欠佳。

20世纪80年代，随着计算能力的提升，机器学习兴起，尤其是基于数据驱动的方法，如决策树、支持向量机和神经网络。然而，早期神经网络模型受限于计算能力，无法解决复杂问题。1986年，戴维·鲁梅尔哈特等提出反向传播算法，该算法可有效训练多层感知器，推动了神经网络的发展。尽管如此，深度神经网络的训练仍面临梯度消失、计算资源不足等挑战。

2006年，杰弗里·辛顿提出深度信念网络和受限玻尔兹曼机，解决了深度神经网络的训练问题。2016年，Pratt等提出一种由13层组成的卷积神经网络架构，通过预处理技术消除输入图像的变形，将高分辨率图像缩放至512像素×512像素，并借助节点移除方法和实时数据增强策略，解决了数据集过拟合和类不平衡问题。

卷积神经网络在图像处理方面展现出强大能力。通过训练卷积神经网络模型，可实现对视网膜图像的自动化分析，从而高效、准确地检测DR，这不仅能减轻医生的负担，还可提高筛查效率和准确率。

50. 深度学习在糖尿病视网膜病变筛查中的技术路径与临床应用方法

（1）数据预处理

视网膜图像需经过数据预处理，常见步骤包括图像归一化、增强、对齐、变化衰减、强度转换、去噪和对比度增强等。眼底图像增强十分必要，因为患者视网膜颜色差异较大；强度转换可使图像特征更清晰；去噪能减少采集过程中引入的噪声；对比度增强尤为重要，因为眼底相机捕获的图像在中心区域对比度最高，离中心越远对比度越低。

(2) 数据质量和标注

高质量的训练数据是深度学习模型取得优异表现的关键,但获取大量高质量的视网膜图像数据及精确标注仍面临巨大挑战。标注过程需专业医生参与,耗时且成本高昂;此外,视网膜图像质量参差不齐,如存在图像模糊、曝光过度等问题,也会影响模型训练效果。

(3) 糖尿病视网膜病变分级检测方法

根据国际临床糖尿病视网膜病变分级,DR 可分为无明显视网膜病变、轻度 NPDR、中度 NPDR、重度 NPDR 和 PDR。

2016 年,Pratt 等在其研究中使用 Kaggle 数据集(含 80 000 张训练图像和 5000 张测试图像),所提技术对轻度、中度、重度非增生性和增生性四类 DR 的检测准确率达 75%,灵敏度达 95%。

2017 年,Masood 等利用在 ImageNet 数据集上预训练的 Inception V3 模型构建了一个五类 DR 分类器。他们采用 eyePACS 提供的不同尺寸彩色照片,经预处理(包括减小图像尺寸、减去局部平均颜色、裁剪图像边界)标准化图像尺寸并改善病变外观,再将处理后的图像输入 Inception V3 卷积神经网络,最终模型准确率为 48.8%。

2020 年,Wang 等提出 Zoom-in-Net,这是一种由 M-Net、C-Net 和 A-Net 3 个层次组成的卷积神经网络。其中,M-Net 为主要网络,采用 Inception-Resnet 架构分析图像并估计病变程度,用于分类DR严重程度；A-Net根据M-Net的输出生成热图，显示每个像素与5种病变（无、轻度、中度、重度和增生性）的关系；C-Net处理高分辨率感兴趣区域，以提高预测精度和可靠性。通过EyePACS和MESSIDOR数据集验证，该网络在MESSIDOR数据集上的准确率为91.1%，曲线下面积（area under the curve，AUC）为0.990；在EyePACS数据集上的AUC为0.825。

同年，J. Wang等对全卷积区域网络进行改进，为DR快速筛查提供实用解决方案，可将DR分为5个严重等级并识别微动脉瘤。他们改进的全卷积区域网络模型采用基于GPU的端到端算法，结合特征金字塔架构和改进的区域建议架构，高效定位小病变区域；训练图像通过随机翻转增强、裁剪和归一化预处理进行数据集增强。实验结果显示，该模型在自有数据集上的灵敏度为99.39%，特异性为99.93%，准确率为92.15%；在Messidor数据集上的灵敏度为92.59%，特异性为96.20%，AUC为0.972。

2021年，Qian等提出一种用于自动诊断的深度学习策略，构建"AD2Net"卷积神经网络。该网络融合Res2Net和DenseNet，以学习多尺度特征，解决梯度消失问题并提高特征重用率；同时采用注意力机制，帮助网络聚焦图像重要细节，提升分类精度。该技术根据疾病严重程度将眼底图像分为5个阶段，在Kaggle数据集测试中准确率达83.2%。

2023年，Fang L L等提出一种基于多特征融合眼底图像的

DR 多分类新型有向无环图网络。其先依据医生先验知识，使用不同算法提取糖尿病视网膜的 MA、新生血管和棉绒斑 3 种特征，再将这些特征输入新型有向无环图网络，通过多特征融合机制学习不同等级的糖尿病视网膜图像，最终将优化后的分类模型应用于临床 DR 多分类。经 IDRiD 数据集和大连市第三人民医院临床数据集评估，该方法准确率分别达 98.5% 和 98.6%，可减少 DR 早期误诊，帮助医生准确分级，有效防止患者视功能进一步损害。

总体而言，近年来的研究通过不断改进卷积神经网络结构，引入注意力机制、多尺度特征学习及增强预处理技术，显著提升了 DR 分级的准确率和可靠性，为实现自动化、高效的 DR 诊断奠定了坚实基础。

51. 深度学习在糖尿病视网膜病变筛查中的发展趋势与应用前景

（1）技术应用拓展

2016 年，Google Brain 团队开发了基于深度学习的 DR 筛查系统。IDx-DR 作为首个获得美国 FDA 批准的人工智能医疗设备，可在无须人工干预的情况下完成 DR 筛查，通过分析视网膜图像自动生成诊断报告，为医生决策提供支持。Eyenuk 公司的 EyeArt 系统获得了欧盟 CE 认证，已在多个国家和地区投入使用，该系统借助自动化图像分析技术提供高效的 DR 筛查解决方案，显著提升了筛查效率。

(2) 技术提升方向

1) 多模态数据融合

未来的 DR 筛查系统将突破单一视网膜图像的局限，融合多种数据源以提升诊断准确性。例如，融合电子健康记录，其中包含患者的全面医疗信息，如既往史、药物使用记录、实验室检测结果等，为 DR 筛查提供重要背景数据。以长期血糖控制不良患者为例，其 DR 患病风险更高，人工智能模型通过结合这类数据，可更精准地预测 DR 风险并进行分级。

2) 模型解释性与效能优化

在医疗领域，人工智能模型的可解释性至关重要，医生和患者需了解模型诊断依据以增强对系统的信任。未来研究将聚焦于提升深度学习模型的透明度和解释性，具体包括发展可解释性人工智能（explainable artificial intelligence，XAI）技术、设计可解释性友好的模型架构、强化人机协作。XAI 技术致力于开发能解释决策过程的人工智能模型，如可视化技术、局部和全局可解释性模型。在 DR 筛查中，XAI 技术可通过热图标示视网膜图像中的关键区域，帮助医生理解模型诊断依据，提升诊断可信度。

3) 数据隐私保护强化

人工智能医疗应用中，数据隐私保护是关键挑战，患者健康数据高度敏感，需严格防护。未来研究将着力开发更安全的数据处理与共享方法，现有技术如下。

联邦学习（federated learning）：一种分布式机器学习方法，能在保障数据隐私的前提下进行模型训练。数据不集中存储或共享，通过多次迭代在本地更新模型，仅共享模型参数，确保患者隐私数据留存本地，降低泄漏风险。在 DR 筛查中，联邦学习可实现跨医院、跨地区数据协同，为模型提供丰富训练数据，提升模型泛化能力与准确性。

差分隐私（differential privacy）：通过在数据分析结果中引入噪声，保护个体隐私且不显著影响整体统计特性。在 DR 筛查系统中，该技术可用于数据收集和模型训练，保障患者数据安全。

数据加密技术：为数据传输和存储提供额外安全保障，如同态加密（homomorphic encryption）允许在加密数据上直接计算，无须解密，有效保护数据隐私；安全多方计算（secure multi-party computation，MPC）作为分布式计算方法，可在多个参与方间协同处理数据而不泄露各自信息。在 DR 筛查中，结合数据加密与安全计算技术，可实现安全的数据共享和模型训练。

52. 个性化医疗与精准医学：糖尿病视网膜病变诊疗的精准化趋势

未来的 DR 筛查和治疗将愈发注重个性化医疗和精准医学。通过整合多种数据源，人工智能模型能够为每位患者提供个性化的筛查方案和治疗建议，进而提高治疗效果与患者满意度。

（1）个性化筛查方案

传统DR筛查多采用固定的筛查间隔和标准化的筛查方法，但不同患者的患病风险和进展速度存在差异，个性化筛查方案能更有效地发现和管理DR。例如，高风险患者可能需要更频繁的筛查，低风险患者则可延长筛查间隔。借助人工智能模型对患者数据的分析，可制定出个性化筛查方案，提升筛查的效率和准确性。

（2）精准治疗建议

在DR治疗过程中，不同患者对治疗的反应可能不同。通过分析患者的基因信息、病史、生活方式等数据，人工智能模型可预测患者对不同治疗方案的反应，从而提供精准的治疗建议。例如，某些患者可能对特定药物或手术反应更佳，而其他患者可能需要不同的治疗方案。精准医疗能够提高治疗效果，减少不良反应，提升患者的生活质量。

53. 便携式与可穿戴设备：重塑糖尿病视网膜病变的筛查与居家管理模式

随着技术的进步，便携式设备在DR筛查和管理中的作用将愈发重要。这类设备能方便患者在家中进行自我监测和管理，为DR的早期发现与持续干预提供全新路径。

便携式视网膜成像设备可支持患者居家完成视网膜图像采集，其通常体积小巧、操作简便，能连接智能手机或平板电脑，通过专用应用程序上传图像数据。人工智能模型可实时分析这些图像，生成筛查结果和针对性建议。借助便携式设备，患者能更便捷地开展定期筛查和监测，及时发现 DR 的早期症状，有效阻止病情进展。

可穿戴设备如智能手表和健身追踪器，能够实时监测患者的健康指标，包括血糖水平、心率、体重等。这些数据可与 DR 筛查系统整合，形成更全面的健康管理方案。例如，通过监测血糖水平变化，人工智能模型能预测 DR 的进展趋势，并提供相应的预防和治疗建议，实现从被动治疗到主动预防的转变。

随着技术的持续进步，深度学习在 DR 中的应用将更加广泛和深入。人工智能技术的普及不仅能显著提升医疗服务的效率和质量，还能让更多患者享受到先进医疗技术带来的益处。在不久的将来，人工智能有望更深入地融入人们的日常生活，为医疗健康领域带来前所未有的便利与福祉。通过持续的技术创新与应用推广，深度学习将在 DR 的诊治中发挥愈发关键的作用，推动医疗领域迈向智能化、精准化的新纪元。

（高琳　孙大卫　谢芳）

参考文献

[1] WILKINSON C, FERRIS III F L, KLEIN R E, et al. Proposed international clinical diabetic retinopathy and diabetic macular edema disease severity scales. Ophthalmology, 2003, 110: 1677-1682.

[2] PRATT H, COENEN F, BROADBENT D, et al. Convolutional neural networks for diabetic retinopathy. Procedia computer science, 2016, 90: 200-205.

[3] MASOOD S, LUTHRA T, SUNDRIYAL H, et al. Identification of diabetic retinopathy in eye images using transfer learning[C]//2017 International Conference on Computing, Communication and Automation (ICCCA). Greater Noida India: IEEE: 1183-1187.

[4] SHANTHI T, SABEENIAN R. Modified Alexnet architecture for classification of diabetic retinopathy images. Computers & electrical engineering, 2019, 76: 56-64.

[5] WANG H, YUAN G, ZHAO X, et al. Hard exudate detection based on deep model learned information and multi-feature joint representation for diabetic retinopathy screening. Computer methods and programs in biomedicine, 2020, 191: 105398.

[6] WANG J, LUO J, LIU B, et al. Automated diabetic retinopathy grading and lesion detection based on the modified r-FCN object-detection algorithm. IET Computer Vision, 2020, 14: 1-8.

[7] QIAN Z H, WU C J, CHEN H, et al. Diabetic retinopathy grading using attention based convolution neural network[C]//2021 IEEE 5th Advanced Information Technology, Electronic and Automation Control Conference (IAEAC). changqing: IEEE, 2021: 2652-2655.

[8] FANG L L, QIAO H, et al. A novel DAG network based on multi-feature fusion of fundus images for multi-classification of diabetic retinopathy. Multimedia tools and applications, 2023, 82(30): 47669-47693.

[9] TENG S Y, WANG B, YANG F Y, et al. MediDRNet: Tackling category imbalance in diabetic retinopathy classification with dual-branch learning and prototypical

contrastive learning. Computer methods and programs in biomedicine, 2024, 253: 108230.

[10] BALA R, SHARMA A, GOEL N, et al. Comparative analysis of diabetic retinopathy classification approaches using machine learning and deep learning techniques. Archives of Computational Methods in Engineering, 2024, 31(2): 919-955.

[11] BHULAKSHMI D, RAJPUT D S. A systematic review on diabetic retinopathy detection and classification based on deep learning techniques using fundus images. PeerJ computer science, 2024, 10: e1947.

[12] CHUN J W, KIM H S. The present and future of artificial intelligence-based medical image in diabetes mellitus: focus on analytical methods and limitations of clinical use. Journal of Korean medical science, 2023, 38(31): e253.

[13] DAYANA A, EMMANUEL W, et al. A comprehensive review of diabetic retinopathy detection and grading based on deep learning and metaheuristic optimization techniques. Archives of computational methods in engineering, 2023, 30(7): 4565-4599.

[14] GONÇALVES M B, NAKAYAMA L F, FERRAZ D, et al. Image quality assessment of retinal fundus photographs for diabetic retinopathy in the machine learning era: a review. Eye, 2024, 38(3): 426-433.

[15] GRZYBOWSKI A, JIN K, ZHOU J, et al. Retina fundus photograph-based artificial intelligence algorithms in medicine: a systematic review. Ophthalmology and therapy, 2024, 13(8): 2125-2149.

[16] GRZYBOWSKI A, SINGHANETR P, NANEGRUNGSUNK O, et al. Artificial intelligence for diabetic retinopathy screening using color retinal photographs: from development to deployment. Ophthalmology and therapy, 2023, 12(3): 1419-1437.

[17] HEGER K A, WALDSTEIN S M. Artificial intelligence in retinal imaging: current status and future prospects. Expert review of medical devices, 2024, 21(1-2): 73-89.

[18] KARKERA T, ADAK C, CHATTOPADHYA Y S, et al. Detecting severity of diabetic retinopathy from fundus images: a transformer network-based review. Neurocomputing, 2024, 597: 127991.

[19] KAWASAKI R. How can artificial intelligence be implemented effectively in diabetic retinopathy screening in Japan?. Medicina, 2024, 60(2): 243.

[20] MUCHUCHUTI S, VIRIRI S. Retinal disease detection using deep learning techniques: a comprehensive review. Journal of imaging, 2023, 9(4): 84.

[21] PARMAR U P S, SURICO P L, SINGH R B, et al. Artificial intelligence (AI) for early diagnosis of retinal diseases. Medicina, 2024, 60(4): 527.

[22] PAVITHRA K C, KUMAR P, GEETHA M, et al. Computer aided diagnosis of diabetic macular edema in retinal fundus and OCT images: a review. Biocybernetics and biomedical engineering, 2023, 43(1): 157-188.

[23] RAI B B, KLEEF J P F, SABETI F, et al. Early diabetic eye damage: comparing detection methods using diagnostic power. Survey of ophthalmology, 2024, 69(1): 24-33.

[24] SEBASTIAN A, ELHARROUSS O, AL-MAADEE S, et al. A survey on deep-learning-based diabetic retinopathy classification. Diagnostics, 2023, 13(3): 345.

[25] SEBASTIAN A, ELHARROUSS O, AL-MAADEED S, et al. A survey on diabetic retinopathy lesion detection and segmentation. Applied sciences, 2023, 13(8): 5111.

[26] SHAUKAT N, AMIN J, SHARIF M I, et al. Classification and segmentation of diabetic retinopathy: a systemic review. Applied sciences, 2023, 13(5): 3108.

[27] SKOUTA A, ELMOUFIDI A, JAI-ANDALOUSS S, et al. Deep learning for diabetic retinopathy assessments: a literature review. Multimedia tools and applications, 2023, 82(27): 41701-41766.

[28] UPPAMMA P, BHATTACHARYA S. Deep learning and medical image processing techniques for diabetic retinopathy: a survey of applications, challenges, and future trends. Journal of healthcare engineering, 2023: 1-18.

[29] YANG D, RAN A R, NGUYEN T X, et al. Deep learning in optical coherence tomography angiography: current progress, challenges, and future directions. Diagnostics, 2023, 13(2): 326.

[30] YAO J, LIM J, LIM G Y S, et al. Novel artificial intelligence algorithms for diabetic retinopathy and diabetic macular edema. Eye and vision, 2024, 11(1): 23.

[31] ZHANG Z H, WANG Y, ZHANG H, et al. Artificial intelligence-assisted diagnosis of ocular surface diseases. Frontiers in cell and developmental biology, 2023, 11: 1133680.

[32] LI Z, KEEL S, LIU C, et al. An automated grading system for detection of vision-threatening referable diabetic retinopathy on the basis of color fundus photographs. Diabetes care, 2018, 41(12): 2509-2516.

糖尿病视网膜病变的展望

54. 远程医疗在糖尿病视网膜病变防控中的实践价值与规范应用

远程医疗（telemedicine，TM）是指利用信息和通信技术实现优势医疗资源共享，以此解决我国基层卫生资源不足及医疗服务效率低下等问题。随着通信技术的发展，远程医疗步入新阶段，在 DR 的筛查和诊断方面具有独特优越性，能为患者提供更便捷的医疗服务，例如通过视频电话或远程设备将患者与医务人员连接，实现远程诊断和治疗。同时，远程医疗还可远程监测患者的血压、血糖，为患者提供更全面的康复指导。

（1）糖尿病视网膜病变远程医疗的实施要求

眼科远程医疗系统的运作流程：基层医生或经过培训的技术人员使用数字化眼底照相机、OCT 和 FFA 采集图像，上传至远程医疗平台数据库，由经验丰富的眼科专家进行远程阅片，并将结果反馈至基层医疗机构；或由眼科专家与基层医生共同通过远程视频与患者进行会诊。

目前，数字眼底摄影是常用的图像获取方法，通过将图像转化为数字格式开展远程医疗。其中，超广角眼底成像技术视野范围更广泛，可发现更多病变，但设备价格较高，会进一步增加筛查成本。而远程眼底成像技术可通过互联网远程访问眼底图像进行远程诊断与治疗，既节省时间又能降低患者成本，为患者提供更及时的治疗方案。

有条件的医疗机构可使用 OCT 进行黄斑区检测，能客观检测视网膜结构异常，提高 DME 的诊断率；也可使用 FFA 进行眼底血管检查。对于屈光间质混浊的患者，可采用眼前节照相的方法；出现以下情况时可散瞳后照相：患者年龄≥60 岁；矫正视力<0.5；眼底像质量较差（如清晰度不足、黄斑区暗影等）。散瞳时需采用 0.5% 的复方托吡卡胺滴眼液点眼，20～30 分钟后瞳孔直径需达到 6.0 mm 以上。对于未经治疗的闭角型青光眼或可疑闭角型青光眼患者，散瞳前应询问病史、测量眼压并使用裂隙灯显微镜检查周边前房深度。

此外，远程医疗系统应包含以下几个方面：图片采集硬件（计算机、照相机等设备）；专业技术人员；图片传输、存储及显示系统；图片分析系统；保障信息和图片保密的硬件和软件。更重要的是，远程医疗需在患者知悉的情况下，由其自主参与医疗决策，应使用书面知情同意书，告知患者可选择是否接受远程医疗服务，同时向患者提供充分的远程医疗相关信息。

（2）糖尿病视网膜病变远程医疗的应用优势

传统筛查要求患者前往医疗机构进行系统检查，对偏远地区患者而言极为不便。远程医疗可实现患者在家中或社区医院完成筛查，大幅节约时间。此外，以往的筛查需要专业眼科医生参与监测，耗费大量资源，而通过远程医疗技术，能缓解医疗资源紧张状况，一名医生可同时开展多个远程筛查工作，显著降低医疗机构成本；同时还能及时发现 DR 等视网膜病变，为患者提供诊断与治疗，降低疾病进展风险。

另外，通过远程医疗监测血糖水平，可帮助患者调整饮食以更好地控制血糖；医生根据监测数据，能及时为患者提供个性化指导，有助于控制 DR 的发生与发展。目前，远程医疗方法不断创新，未来可应用更新技术提高 DR 筛查效果，为患者提供更优质的眼部健康管理服务。

55. 糖尿病视网膜病变的基因治疗：靶向机制与临床转化前景

（1）糖尿病视网膜病变的基因治疗策略

基因治疗主要通过病毒或非病毒载体将遗传物质［如 DNA、RNA、干扰小 RNA（siRNA）、微小 RNA（miRNA）和反义寡核苷酸（与 mRNA 互补的合成核酸序列）］引入细胞，以实现替代或调节特定基因功能的目的。基因治疗方法大致分为 3 类。

增加基因表达：通过向宿主细胞引入相应基因的正确拷贝，补偿基因表达的减少或缺陷（如 Luxturna 疗法）。

基因特异性抑制：将遗传物质引入目标细胞或组织，改变或关闭导致疾病的基因，从而预防或逆转疾病影响。

基因组编辑：通过特定内切酶（如巨核酶、锌指核酸酶、TALENs 及 CRISPR/Cas 系统）移除或修改特定基因组位点上的缺陷基因，不仅能修复缺陷基因，还能添加健康基因拷贝。

目前 DR 的基因治疗研究以基因特异性抑制为主，根据病理生理机制分为两个方向：一是针对现有新生血管和高渗透性血管；二是保护视网膜血管和神经元免受损伤。基因治疗的核心目标是在实现转基因充分表达以减轻或治愈疾病的同时，将不良反应降至最低。

（2）针对血管内皮生长因子的基因治疗

可溶性血管内皮生长因子受体 1（sFlt-1）是 VEGF 受体 1（VEGFR-1 或 Flt-1）的可溶性剪接变体，可在细胞外空间充当 VEGF 的"诱饵受体"。动物实验模型研究表明，通过玻璃体内或视网膜下注射腺相关病毒（adeno-associated virus，AAV）载体可提高 sFlt-1 水平，且 sFlt-1 能在啮齿动物和非人灵长类动物模型中抑制激光诱导的脉络膜新生血管。

Flt23k：一种抗 VEGF 内受体，由 VEGFR-1 的 VEGF 结合域 2、域 3 与内质网保留信号序列赖氨酸-天冬氨酸-谷氨酸-亮氨酸重组而成,可在细胞内干预 VEGF 通路并降解 VEGF。动物模型研究显示,注射 AAV 介导的 Flt23k 后,脉络膜新生血管明显减少,间接证明 AAV-Flt23k 可能抑制脉络膜新生血管。未来需在 DR 动物模型中进一步验证其有效性和安全性。

ADVM-022:一种编码阿柏西普的 AAV 载体,经优化适用于玻璃体内传递和蛋白表达。Gelfman 等在非人灵长类动物激光诱导脉络膜新生血管模型中研究发现,玻璃体内注射 ADVM-022 可长期表达阿柏西普,并能预防临床相关脉络膜新生血管病变的发生。研究提示,单次玻璃体内注射 ADVM-022 可能为新生血管性年龄相关性黄斑变性和 DME 提供安全有效的长期治疗选择,有望改善患者视力。目前,评估其安全性和有效性的临床试验正在进行中。

纳米技术在眼部新生血管 siRNA 传递中应用广泛。

聚合物介导的抗 VEGF siRNA 传递系统:聚乙烯亚胺因带阳离子电荷,可与阴离子细胞表面或核酸结合,常被用于基因传递。Osipova 及其同事制备的肽纳米颗粒可递送抗 VEGF siRNA,在下调视网膜 VEGF 表达的同时,可降低阳离子聚合物单独使用的毒性。

脂质基抗 VEGF siRNA 递送系统:阳离子脂质因安全、高效且易于规模化生产,在 siRNA 递送中优势显著。人抗原 R 可调节视网膜细胞中 VEGF 的表达,参与眼部新生血管形成。Amadio 及其同事开发的装载 siRNA 的脂质体和固体脂质纳米颗粒,通过在脂质基质上均匀装载 siRNA，可借助人抗原 R 介导有效抑制 VEGF 表达。

（3）抗血管生成相关的基因治疗

抗血管生成基因治疗主要通过引入内源性血管生成抑制剂（如色素上皮衍生因子、血管生成素、内皮抑制素、金属蛋白酶组织抑制剂-3 和钙网蛋白抗血管生成结构域）发挥作用。

tsRNA-1599 通过靶向内皮细胞糖酵解重编程实现眼部抗血管生成治疗。研究人员通过内皮细胞、链脲佐菌素诱导的糖尿病模型、激光诱导的脉络膜新生血管模型和氧诱导的视网膜病变模型，证实 tsRNA-1599 在眼部血管生成中的作用：沉默 tsRNA-1599 可抑制内皮细胞体外血管生成及体内病理性血管生成。其机制为 tsRNA-1599 通过与 YBX1 相互作用，调节己糖激酶 2 基因表达，减少内皮细胞糖酵解和 NAD+/NADH 产生，从而影响内皮细胞功能。这提示，利用 tRNA 衍生微小 RNA 靶向内皮细胞糖酵解重编程是一种潜在的眼部新生血管疾病治疗策略。

内皮尖端细胞特化在血管生成中起关键作用，受复杂基因调控网络的严格调控。环状 RNA（circRNA）是一类共价封闭的非编码 RNA，可调节真核生物基因表达。YAO 等研究发现，在氧诱导的视网膜病变、脉络膜新生血管和 DR 小鼠模型的视网膜中，circMET 表达水平显著上调；沉默 circMET 可显著减少病理性血管生成并抑制体内尖端细胞特化，同时减少内皮细胞迁移和体外出芽。在机制上，circMET 通过作为支架增强 IGF2BP2 与 narp/ESM1

的相互作用，调节内皮出芽和病理性血管形成。

Ang 和 BDNF 与血管生成密切相关。Li 等在缺氧条件下氧诱导的视网膜病变小鼠模型和人视网膜微血管内皮细胞中研究发现，微小 RNA 介导的 Ang 和 BDNF 调控在缺氧诱导的视网膜微血管反应中起关键作用。基于 miR-182-5p 的治疗可影响 Ang 和 BDNF 的表达，提示其在视网膜新生血管疾病治疗中具有潜力。

56. 显微手术机器人在眼科临床中的应用进展与未来趋势

随着临床医生操作技术与显微科技水平的不断提升，显微手术在临床得到广泛应用，尤其在眼科领域，为视网膜手术、角膜移植术等眼部手术提供了极大便利。眼科显微手术机器人融合了显微外科学、传感器技术、生物力学及机构学，其研究焦点已从样机研发逐步转向临床应用。

（1）眼科显微手术机器人的最新研究进展

目前，眼科显微手术机器人的应用范围不断扩大。2017 年，温州医科大学附属眼视光医院联合北京航空航天大学共同研制出一套辅助玻璃体视网膜显微手术机器人系统，该系统已成功应用于离体猪眼的玻璃体切割手术。2020 年，HE C Y 等研发出一种由机器人辅助的自动光管驱动系统，通过静态光跟踪与动态光跟踪实验证实，该系统能以可忽略的偏移量成功照亮所需区域，可提高手术效率、改善手术效果。2021年，Yang U J 等提出一种具有机械运动可伸缩性、适用于眼内重建手术的新型显微外科机器人结构，实现了精确运动与大范围运动之间的无缝调整。2022年，Chen R 等设计出多极性电磁机器人平台，为特定眼内区域的定向治疗提供了微创手段，研究表明该平台在眼科手术中具有较大应用潜力。同年，王朝董等提出使用主从控制式视网膜下注射机器人辅助医生完成视网膜下干细胞注射，通过建立主手与从手机器人之间的运动映射关系，解决了巩膜约束运动、器械稳定、注射位置准确定位、微流量注射等难题，验证了该机器人系统末端注射针运动的稳定性与精准性。

（2）眼科显微手术机器人的临床应用

当前，眼科显微手术机器人的应用涵盖眼眶外科手术、角膜移植术及视网膜手术等领域，尽管多数仍处于实验阶段，但已有部分进入临床应用。2022年，WANG Y 等在研究中发现，使用达·芬奇 Xi 机器人辅助显微手术对10例静止期甲状腺相关眼病患者实施眼眶脂肪减压术，患者术后3个月眼球突出度明显下降，生活质量显著改善。2023年，Jeannon J P 等报道了1例达·芬奇 Xi 手术机器人辅助治疗眼恶性肿瘤的案例，疗效确切且稳定。2022年，Savastano A 等在猪眼模型上分别采用人工和机器人手术系统进行角膜移植试验，通过观察缝合时间、缝合位置和断层参数，进一步证实了机器人辅助手术的可行性。2021年，Willekens K 等对4位视网膜中央静脉阻塞患者开展机器人辅助视网膜静脉插管术的Ⅰ期试验，结果证实该手术方式安全可行。2022年，Faridpooya K等使用PPS机器人手术系统对15名特发性视网膜前膜患者施行剥离术，结果表明所有手术步骤均具有可行性。

(3) 眼科机器人手术的未来展望

眼科机器人手术的发展重点在于将机器人系统无缝集成到现有的手术工作流程中，增强其对各种手术场景的适应性。人工智能作为眼科领域的新兴方向，前景广阔。迄今为止，已开发出诸多基于深度学习的算法，用于大量医学及视网膜疾病的自动诊断。眼科显微手术机器人的研发与临床应用前景广阔，但仍面临诸多挑战，未来发展任重道远。

（李元媛　高雅）

参考文献

[1] 李淑婷，吴强. 远程医疗在糖尿病视网膜病变筛查项目中应用的价值及前景. 国际眼科杂志，2021，21(2)：257-261.

[2] 宋琳琳，李志清，马文江. 远程医疗数字化成像在糖尿病视网膜病变筛查中的应用. 国际眼科纵览，2019，43(1)：2-7.

[3] FELFELI T, ALON R, MERRITT R, et al. Toronto tele-retinal screening program for detection of diabetic retinopathy and macular edema. Can J Ophthalmol, 2019, 54(2)：203-211.

[4] 中华医学会眼科学分会眼底病学组，中国医师协会眼科医师分会眼底病专业委员会. 我国糖尿病视网膜病变筛查的图像采集及阅片指南（2017年）. 中华眼科杂志，2017，53(12)：890-896.

[5] WANG J H, ROBERTS G E, LIU G S. Updates on gene therapy for diabetic retinopathy. Current diabetes reports, 2020, 20(7): 22.

[6] GELFMAN C M, GRISHANIN R, BENDER K O, et al. Comprehensive preclinical assessment of ADVM-022, an intravitreal anti-VEGF gene therapy for the treatment of neovascular AMD and diabetic macular edema. Journal of ocular pharmacology and therapeutics, 2021, 37(3): 181 – 190.

[7] OSIPOVA O, SHAROYKO V, ZASHIKHINA N, et al. Amphiphilic polypeptides for VEGF siRNA delivery into retinal epithelial cells. Pharmaceutics, 2020, 12(1): 39.

[8] XUE H Y, GUO P, WEN W C, et al. Lipid-based nanocarriers for RNA delivery. Curr Pharm Des, 2015, 21(22): 3140 – 3417.

[9] HAN X, KONG L, LI D, et al. Targeting endothelial glycolytic reprogramming by tsRNA-1599 for ocular anti-angiogenesis therapy. Theranostics, 2024, 14(9): 3509 – 3525.

[10] YAO M D, JIANG Q, MA Y, et al. Targeting circular RNA-MET for anti-angiogenesis treatment via inhibiting endothelial tip cell specialization. Molecular therapy, 2022, 30(3): 1252 – 1264.

[11] LI C, LIE H, SUN W. Inhibitory effect of miR-182-5p on retinal neovascularization by targeting angiogenin and BDNF. Molecular medicine reports, 2021, 25(2): 61.

[12] 陈亦棋, 张超特, 洪明胜, 等. 辅助玻璃体视网膜显微手术机器人系统的研制及应用. 中华实验眼科杂志, 2017, 35(1): 38 – 41.

[13] HE C Y, YANG E, PATEL N, et al. Automatic light pipe actuating system for bimanual robot-assisted retinal surgery. IEEE ASME Trans Mechatron, 2020, 25(6): 2846 – 2857.

[14] YANG U J, KIM D, HWANG M, et al. A novel microsurgery robot mechanism with mechanical motion scalability for intraocular and reconstructive surgery. Int J Med Robot, 2021, 17(3): e2240.

[15] CHEN R, FOLIO D, FERREIRA A. Optimal design of a multipole-electromagnet robotic platform for ophthalmic surgery. Micromachines (Basel), 2022, 14(1): 91.

[16] 王朝董, 广晨汉, 王丽强, 等. 机器人辅助视网膜下注射系统的设计与实现.

北京航空航天大学学报, 2023, 49(9): 2406-2414.

[17] WANG Y, SUN J, LIU X, et al. Robot-assisted orbital fat decompression surgery: first in human. Transl Vis Sci Technol, 2022, 11(5): 8.

[18] JEANNON J P, FAULKNER J, UDDIN J, et al. Robotic assisted orbital surgery (RAOS): a novel approach to orbital oncology surgery. Eye (Lond), 2023, 37(5): 1040-1041.

[19] SAVASTANO A, RIZZO S. A novel microsurgical robot: preliminary feasibility test in ophthalmic field. Transl Vis Sci Technol, 2022, 11(8): 13.

[20] WILLEKENS K, GIJBELS A, SMITS J, et al. Phase I trial on robot assisted retinal vein cannulation with ocriplasmin infusion for central retinal vein occlusion. Acta Ophthalmol, 2021, 99(1): 90-96.

[21] FARIDPOOYA K, VAN ROMUNDE S H M, MANNING S S, et al. Randomised controlled trial on robot-assisted versus manual surgery for pucker peeling. Clin Exp Ophthalmol, 2022, 50(9): 1057-1064.

出版者后记
Postscript

科学技术文献出版社自 1973 年成立即开始出版医学图书，50 余年来，医学图书的内容和出版形式都发生了很大的变化，这些无一不与医学的发展和进步相关。"中国医学临床百家"从 2016 年策划至今，感谢 1000 余位权威专家对每本书、每个细节的精雕细琢，现已出版作品数百种。2018 年，丛书全面展开学科总主编制，由各个学科权威专家指导本学科相关出版工作，我们以饱满的热情迎来了"中国医学临床百家"丛书各个分卷的诞生，也期待着"中国医学临床百家"丛书的出版工作更加科学与规范。

近几年，中国的临床医学有了很大的发展，在国际医学领域也开始崭露头角。以首都医科大学附属北京天坛医院牵头的 CHANCE 研究成果改写美国脑血管病二级预防指南为标志，中国一批临床专家的科研成果正在走向世界。但是，这些权威临床专家的科研成果多数首先发表在国外期刊上，之后才在国内期刊、会议上展现。如果出版专著，又为多人合著，专家个人的观点和成果精华被稀释。为改变这种零散的展现方式，作为科技部主管、中国科学技术信息研究所主办的中央级综合性科技出版机构，我们有责任为中国的临床医师提供一个系统展示临床研究成果的舞台。为此，我们策划出版了这套高端医学专著——"中国医学临床百家"丛书。

"百家"既指临床各学科的权威专家，也取百家争鸣之义。

丛书中每一本书阐述一种疾病的最新研究成果和专家观点，按年度持续出版，强调医学知识的权威性和时效性，以期细致、连续、全面展示我国临床医学的发展历程。与其他医学专著相比，本丛书具有出版周期短、持续性强、主题突出、内容精练、阅读体验佳等特点。在图书出版的同时，同步通过万方数据库等互联网平台进入全国的医院，让各级临床医师和医学科研人员通过数据库检索到专家观点，并能迅速在临床实践中得以应用。

在与作者沟通过程中，他们对丛书出版的高度认可给了我们坚定的信心。北京协和医院邱贵兴院士说："这个项目是出版界的创新……项目持续开展下去，对促进中国临床学科的发展能起到很大作用。"我们感谢这么多临床专家积极参与本丛书的写作，他们在深夜里的奋笔，感动着我们，鼓舞着我们，这是对本丛书的巨大支持，也是对我们出版工作的肯定，我们由衷地感谢作者的支持与付出！

在传统媒体与新兴媒体相融合的今天，打造好这套在互联网时代出版与传播的高端医学专著，为临床科研成果的快速转化服务，为中国临床医学的创新和临床医师诊疗水平的提升服务，我们一直在努力！

科学技术文献出版社